차크라와 요가

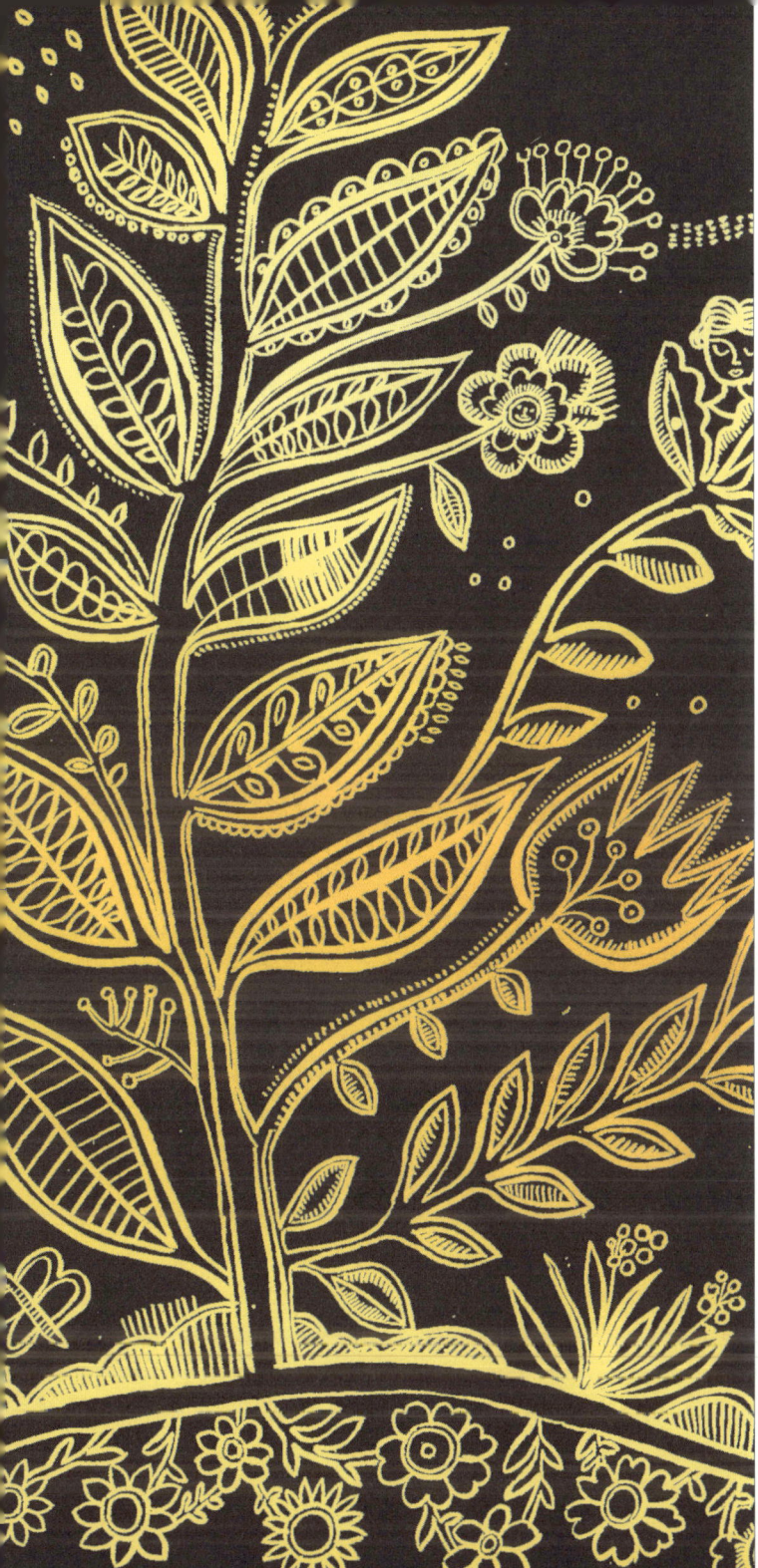

차크라와 요가

• 명상과 호흡을 위한 쿤달리니 요가 •

마리웅 세비 지음
오렐리아 프롱티 그림
박서영 옮김

동글디자인

일러두기

이 책은 쿤달리니 요가에 대한 경험을 공유하고자 집필한 글이다. 지난 10년간의 가르침, 집중 연수, 워크숍, 여행, 독서, 여러 스승 및 요가 선생님들과의 만남이 모두 담겨 있다. 책 속의 '쿤달리니 각성을 위한 가르침'은 옛 스승들의 지도에 대한 깊은 존경을 바탕으로 저자의 개인적 경험을 녹여 낸 결과물이다. 본문은 요가 기술 및 학술 서적에서 영감을 받았으나, 어떠한 경우에도 그 책들을 대신하지는 않는다. 모든 내용은 저자가 검증한 교육 과정에 근거하고 있지만, 요가 수행법 전승은 반드시 공식적인 학술 교육 과정을 통해야 한다. 마찬가지로 이 지침서는 쿤달리니 요가를 정식으로 교육 받고 공식 자격을 취득한 강사의 수업을 대체하지 않는다. 새로운 운동, 건강, 자기계발, 신체 활동 또는 기타 건강 프로그램을 시작할 때는 반드시 전문가와의 상담이 우선되어야 한다. 따라서 책의 모든 내용은 공식적인 의학적 소견을 대신할 수 없음을 분명히 밝힌다. 저자는 요가와 관련하여 상대적이고 개별화된 정보를 제공하고자 책을 집필했으며 최대한 포괄적인 내용을 담고자 하였다. 책의 목적은 교육 및 정보 제공이며 건강한 신체를 유지하기 위한 하나의 보조적 수단으로 활용되어야 할 것이다.

나의 첫 영적 지도자인
아버지 카두르 세비*Kaddour Sebih*에게

차례

들어가며 8

이 책에 관하여 14

에너지의 요가, 쿤달리니 요가 훑어보기 17

쿤달리니 요가 수련의 6단계 22
1단계 : 수련 시작하기 25
2단계 : 아름다움을 창조하기 25
3단계 : 목소리의 진동으로 몸을 열기 28
4단계 : 이완하기 32
5단계 : 수련 마무리하기 36
6단계 : 리추얼하기 38

── * 제1부 * ──

생명의 연금술, 쿤달리니 요가 43

앉기 : 지구와 연결되는 소속감 느끼기 47
기쁨 : 살아 있음을 느끼고 함께 창조하기 58
자궁의 숨결 : 근본으로 돌아가기 76
풍요 : 빛나는 광채와 부를 끌어오는 법 87
이별 : 상처받은 마음 치유하기 101
타인과의 연결감 : 공동체와 연대를 경험하기 111

* 제2부 *

다섯 계절의 쿤달리니　133

계절과 계절 사이의 쿤달리니　137

가을의 쿤달리니 : 내쉬고, 내려놓고, 성숙해지는 시간　158

겨울의 쿤달리니 : 무와 휴면의 시간　173

봄의 쿤달리니 : 생명을 꽃피우는 시간　188

여름의 쿤달리니 : 빛나기 위한 시간　204

끝맺으며　223

용어 정리　225

참고 문헌　242

추천 음악　244

감사의 말　246

들어가며

오늘날 우리에게 일어나는 일에서 어떻게 의미를 찾을 수 있을까? 인간에게 먹을 것을 주고, 살 곳을 주었으며, 보호하고, 살아가는 데 필요한 모든 걸 제공하는 이 아름다운 지구를 거쳐 가는 우리 인간이 겪는 여러 일의 의미 말이다.

어떤 관계를 잃어버렸다는 생각이 든다면 어떻게 해야 할까? 우리 안과 우리 주변의 생명과 어떻게 다시 연결되어야 할까? 아름다움, 존재의 기쁨, 삶의 기쁨, 결코 체념하거나 포기하지 않고 믿음을 가지고 언제나, 계속해서 희망하는 생명력과의 연결 고리를 어떻게 되찾을까? 사방에서 우리를 둘러싼 것처럼 보이는 혼돈 속에서 어떻게 해야 평화를 찾을 수 있을까? 모든 소음, 소문, 가식, 불확실성 가운데 어떻게 고요함을 지킬 수 있을까? 모든 게 우릴 찍어 누르고, 짓밟고, 아래로 끌어내리려고 할 때 어떻게 일어설 수 있을까? 파괴 속에서 창조를 할 수 있을까? 두려움 속에서 사랑할 수 있을까?

세상이 매일 심연의 끝까지 치닫는 것처럼 보이는데 어떻게 감히 웃을 수 있을까? 어제 신뢰받던 지도자가 오늘은 풍자의 대상이 되고, 청년들은 거리에 나가 행동하고, 각성하고, 도와달라고 애원하고 있으며, 아이들은 어른들에게 더 나은 세상에 대한 꿈이 이뤄지도록 해 달라고 요청하는 세상에서 어떻게 웃어 보일 수 있을까?

나를 요가로 이끈 것은 바로 소리다. 천지창조의 소리. 태초의 만트라, 생명의 진동, 고유하면서도 비슷한, 우리 각자의 내면에 존재하는 음악 말이다. 우리 각자는 인생이라는 콘서트에서 하나의 음이다. 우리 각자는 살아 있는 진동이다. 우리는 모두 서로 의존하면서 다른 종과 교류하는 인간 종의 일원이다. 나를 쿤달리니 요가로 인도한 것은 생명의 숨결이었다.

나를 살게 한 이 숨은 매 순간, 숨을 들이쉬고 내쉴 때마다 나라는 존재를 다시 통합시켰다. 조각난 문장 같은 나의 존재를(나는. 심장의 리듬. 나는. 살아 있다. 나는. 진동한다) 다시 하나로 묶었다.

온 우주의 리듬은 이원성, 다시 말해 죽음과 재생, 그림자와 빛의 리듬이다. 자연의 리듬과 연결된 삶의 계절의 리듬, 낮과 밤의 교차, 행성의 운동, 우리 안과 밖에서 끝없이 움직이는 생명, 우리 심장의 박동까지. 이 모든 게 우리가 변화하고 진보하게 하며 불가능해 보이는 것을 가능하게 하는 끝없는 움직임이다.

쿤달리니 요가는 우리가 의식적으로 호흡하게 한다. 의식적인 호흡은 합일습―의 행위다. 이는 우리를 가장 깊은 본질에 가까이 데려다 주면서 자신의 잠재력을 인정하고 발휘하게 하며 결국 운명까지 극복하게 돕는다.

호흡법은 우리가 채워지려면 먼저 비우는 법을 배워야 함을 알려준다. 두려움과 자기 제한적인 믿음을 내려놓고 삶에 대한 확신을 갖는 법, 생명의 기운이 다시 자유롭게 우리 내면을 순환하도록 만드는 법, 또다시 생을 위해 진동하는 도구, 즉 생명의 근원인 아이가 되는 법을 배워야 한다고 말한다.

오늘날 가장 용기 있는 행동은 외부에서 어떤 일이 일어나든 마음의 소리에 귀 기울이는 것이 아닐까. 젊은이들에 대한 우리의 가장 큰 책임은 과거를 뒤로하고, 그들과 함께 새로운 세상을 만들어 나갈 수 없으리라는 부정적인 감정을 극복하는 것이다. 그래서 자기 자신을 생의 일부분으로 인정하고 삶의 계절과 리듬, 형제자매, 다른 생명체를 존중하는 누군가의 내면에 여전히 존재하는 지혜를 그들과 나눠야 한다. 이들은 무슨 일이 있어도 마음의 소리에 귀 기울이는 지구의 수호자이자 아름다운 정원사다. 곁에서는 모든 게 무너져도 계속해서 내면과 연결된 끈을 놓지 않는 사람들이고, 인류 역사의 중요한 순간을 통해 우리에게 영감을 주는 사람들이다. 자신의 이야기, 행동, 삶의 방식으로 우리 각자가 모두 자기 운명과 인생, 숨결의 주인임을 일깨우는 사람들이다. 또한 행동하기에 너무 늦은 때는 없다는 것과 인간성 그리고 살아 있는 세계와 화해하기에 아직 늦지 않았다는 사실을 일깨워 주는 사람들이다.

    이들과 함께 나는 우리의 창조력에 대한 자신감을 갖고 재건된 동맹의 길을 걷기로 결심했다. 그래서 삶을 향해 미소 지으며 주변 사람들에게 기쁨을 주기로 마음먹었다. 아울러 현재와 미래의 정원사들을 위해 계속해서 열정의 씨앗을 뿌리고 가꿔 나갈 것이다. 이 기쁨과 미소는 훌륭한 선생인 마리옹의 수업에서 경험한 것이다. 그녀가 파리 한복판에서 요가 수업을 통해 전파하는 내면의 기쁨은 매 순간 각자의 길을 선택하고 자신의 에너지와 생기를 나눠야 할 책임이 우리에게 있다는 분명한 증거다. 마리옹에게 진심으로 감사를 표한다. 그리고 기쁨과 유머가 우리의 마음, 몸, 영혼을 여는 가장 강력한 도구임을 일깨우는 다른 모든 선생님에게도 존경과 감사의 인사를 보낸다. 그녀의 수업과 쿤달리니 요가의 가르침을 통해 합일을 위한 관계와 연결 그리고 내면의 공간을 되찾을 수 있었다. 마리옹의 책과 수련을 통해 여러분도 이 내면의 공간을 되찾고 가꾸어 나가길 바란다.

삶에 대한 긍정, 새로움에 대한 긍정, 확신의 긍정을 위해. 무한한 사랑을 미소와 함께 보내며.

메리엠 부암란 *Mériem Bouamrane*,
유네스코 생태 및 생물다양성 부문 책임자

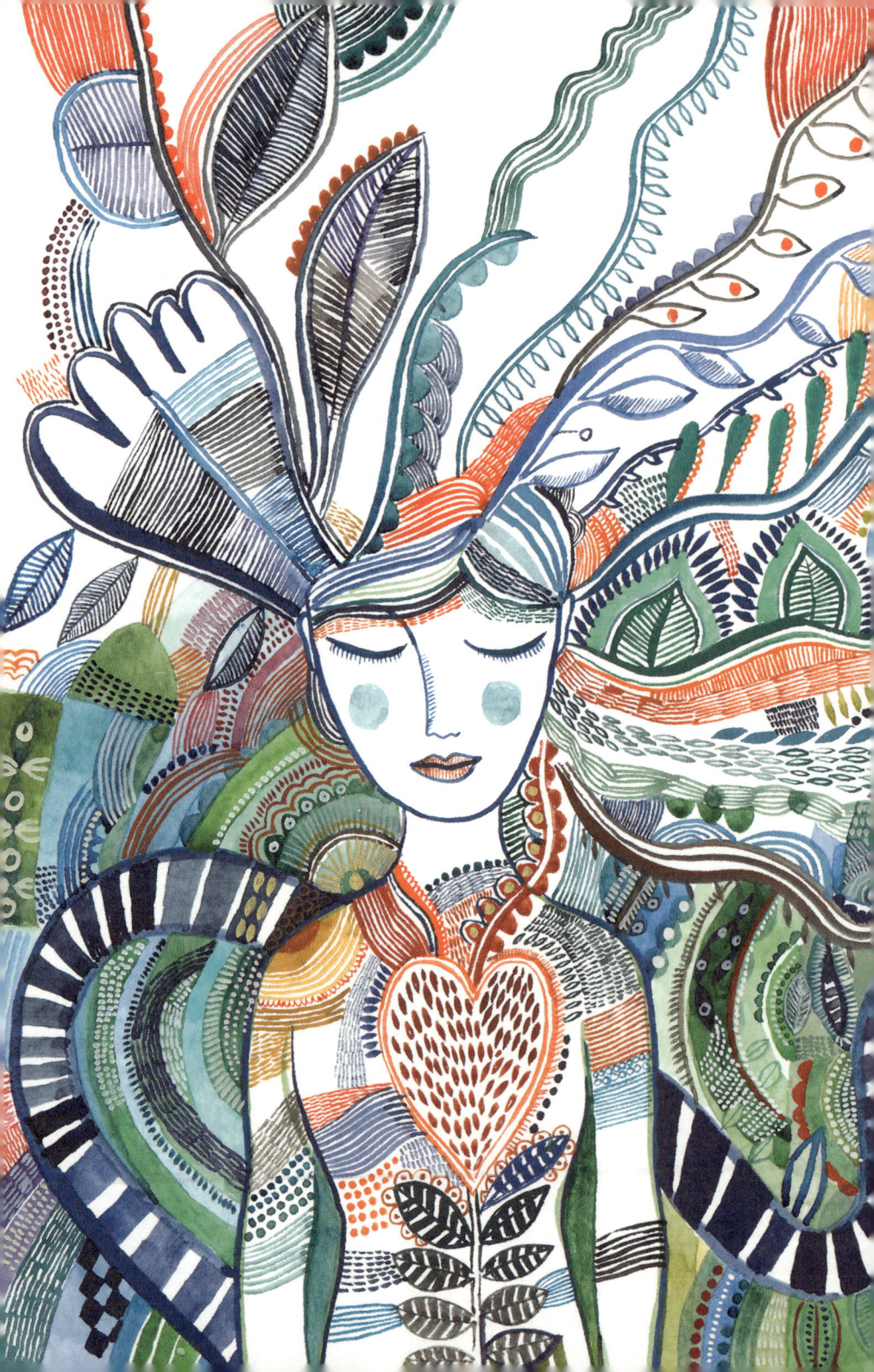

쿤달리니, 신성이 육체화되어 살아 있는 영성

갈등에 직면했을 때, 쿤달리니는 참고 인내하는 능력으로 모두에게 창의적이고 이로운 해결책이 나올 때까지 압박을 견디게 해 준다.

파테 싱 *Fateh Singh* (쿤달리니 요가 구루)

쿤달리니 요가를 통해 나 자신과 화해했다.
요가를 통해 나의 창조력과 연약함이 지닌 아름다움을 깨달았고, 절대로 영혼을 배반하지 않겠다는 자신과의 약속을 할 수 있었다.
요가는 내 안에 있는 엄청난 기쁨, 삶의 기쁨을 일깨웠다!

릴리 바버리 쿨롱 *Lili Barbery Coulon* (전《보그》기자, 쿤달리니 요가 강사)

쿤달리니 '기술'은 아무리 효과가 좋을지라도 일련의 자세나 동작으로 단순히 요약할 수 없다. 수련의 결과는 사용한 기술이 아니라, 수행자 자체에 달려 있기 때문이다.
쿤달리니의 비밀이 바로 이것이다. 결과는 오직 우리 자신에게 달려 있다는 것. 자신만의 길을 개척하는 것은 각자의 몫이며, 그 길은 유일한 길이다.

아마르-앤느 비앙키 *Amar - Anne Bianchi*
(쿤달리니 요가 수련원 '사트남 몽마르트르' 설립자)

이 책에 관하여

이 책은 쿤달리니 요가*Kundalini Yoga*[1] 체험에 관한 것이다. 유기체의 근원적 이치로 되돌아가려는 노력과 몸에 활력을 불어넣고 마음의 문을 여는 것에 대한 이야기다. 자연과의 유기적인 상호 작용이 부족한 도시에서는 신체 세포*의 감각과 다시 연결되는 것이 매우 중요하다. 당신의 세포는 끊임없이 재생하며 세상의 이치에 대해 노래한다. 세포의 노랫소리가 들리는가? 이 노래가 들리지 않는다면 병든 것과 마찬가지다. 지구라는 행성의 끝없는 춤은 바로 당신을 중심으로 한다는 사실이 느껴지는가? 우리 몸은 끊임없이 재생하는 약 50조에서 100조 개 사이의 세포로 이루어져 있다. 또 매일 약 200억 개의 세포들이 죽고 분열하고 재생된다. 우리는 그렇게 끝없이 변화하는 우주의 거대한 순환 운동 그 자체다.

활력을 가꾸는 것은 생명체라는 원초적 정체성, 이 지구*la Terre*의 주민이라는 정체성, 순환적 존재로서의 정체성으로 돌아가는 일이다. 쿤달리니 요가는 쿤달리니라 일컫는 '생기*Énergie vitale* (생명 에너지, 생명력이라고도 할 수 있다-옮긴이)'*의 자유로운 순환을 중점으로 하는 요

---

1 이하 별표가 있는 단어는 권미의 '용어 정리'에서 자세한 설명을 참조할 수 있다.

가로 살아 있는 기분을 느끼고 춤추는 세포를 예찬하는 데 귀중한 수단이다. 쿤달리니 요가는 딱딱하게 경직된 신경, 근육, 뼈, 감정*, 정신을 다시 움직이게 만들 것이다.

쿤달리니가 지닌 변화의 신비를 탐색하기 위해 여기서 제시하는 우주의 춤은 두 가지다. 하나는 인간 경험이라는 춤, 다른 하나는 계절이라는 춤이다. 인간으로서의 온전한 경험을 통해 수련하면 육체의 영원한 숨결*, 육화肉化, Incarnation*된 존재의 호흡이 깨어난다. 계절을 통해 수련하면 당신과 생을 연결하는 보이지 않는 탯줄, 당신과 지구를 잇는 생명의 연결 고리가 깨어난다.

제1부는 인간으로서 우리 안에 인류 전체와 그 진화 과정이 내재해 있음을 깨닫는 과정이다. 인간으로서의 경험은 그 자체로 하나의 보편적이고 유구한 요가다. 제2부는 지구인으로서 우리 안에 지구와 그 계절이 모두 내재해 있음을 깨닫는 과정이다.

쿤달리니 요가를 시작하려면 어떻게 해야 할까? 마치 서너 살 아이처럼 되어 보자. 서너 살 아이는 지치지 않고 똑같은 동작, 노래, 의식 같은 행동을 반복하면서 세계에 대한 소속감을 형성하고 삶의 기쁨을 노래한다. 각 수련에서 하나의 리추얼이 함께 소개되는데, 이를 실천하면 당신의 현실을 모두 함께 창조하는 아이 같은 기쁨을 경험할 수 있을 것이다. 아이들에게 쿤달리니를 가르쳐 보면 많은 영감을 받게 된다. 아이들은 너무나 쉽게 자신, 타인 그리고 어머니 대지와 이야기를 시작하는 대화의 귀재이기 때문이다. 내면의 아이를 찾는 일은 어른이 되기를 거부하는 것이 아니라, 자신의 타고난 잠재력을 잊지 않고 성장하는 것이다.

이제 수련을 시작해 보자!

"이 세상 모든 것은 에너지다. 그게 전부다. 원하는 현실과 주파수를 맞추면 그 현실이 실제가 된다. 그렇게 될 수밖에 없다. 이는 철학이 아니라 물리학이다."_알버트 아인슈타인

에너지의 요가, 쿤달리니 요가 훑어보기

생명 에너지는 몸속을 순환한다. 신경, 근육, 감정, 정신에서 발생하는 일상적 긴장은 생명 에너지의 자유로운 순환을 방해한다. 에너지가 제대로 순환하지 못하면 활력이 떨어지고, 활력이 떨어지면 신경, 면역, 내분비계, 감정, 육체 등에 여러 가지 장애가 생긴다. 이처럼 활력의 저하는 몸과 마음을 경직시킨다. 운동은 생명의 영역이고 경직은 죽음의 영역이다. 쿤달리니 요가는 이 경직된 에너지의 흐름을 다시 원활하게 만든다. 쿤달리니 요가를 수련한다는 것은 역동적인 운동, 즉 생명의 편을 선택한다는 뜻이다.

쿤달리니 요가 수련은 경직된 에너지를 풀고 살아 있음을 느끼는 행위다!

쿤달리니 요가는 전체론적인 테크닉이다

쿤달리니 요가는 한 존재를 구성하는 여러 가지 차원에 통합적으로 작용하는 전체론적 테크닉이다. 쿤달리니 기법에는 호흡(프라나˚), 동적이거나 정적인 자세, 자유로운 춤, 소리(만트라˚ 챈팅), 명상, 이완이 있다.

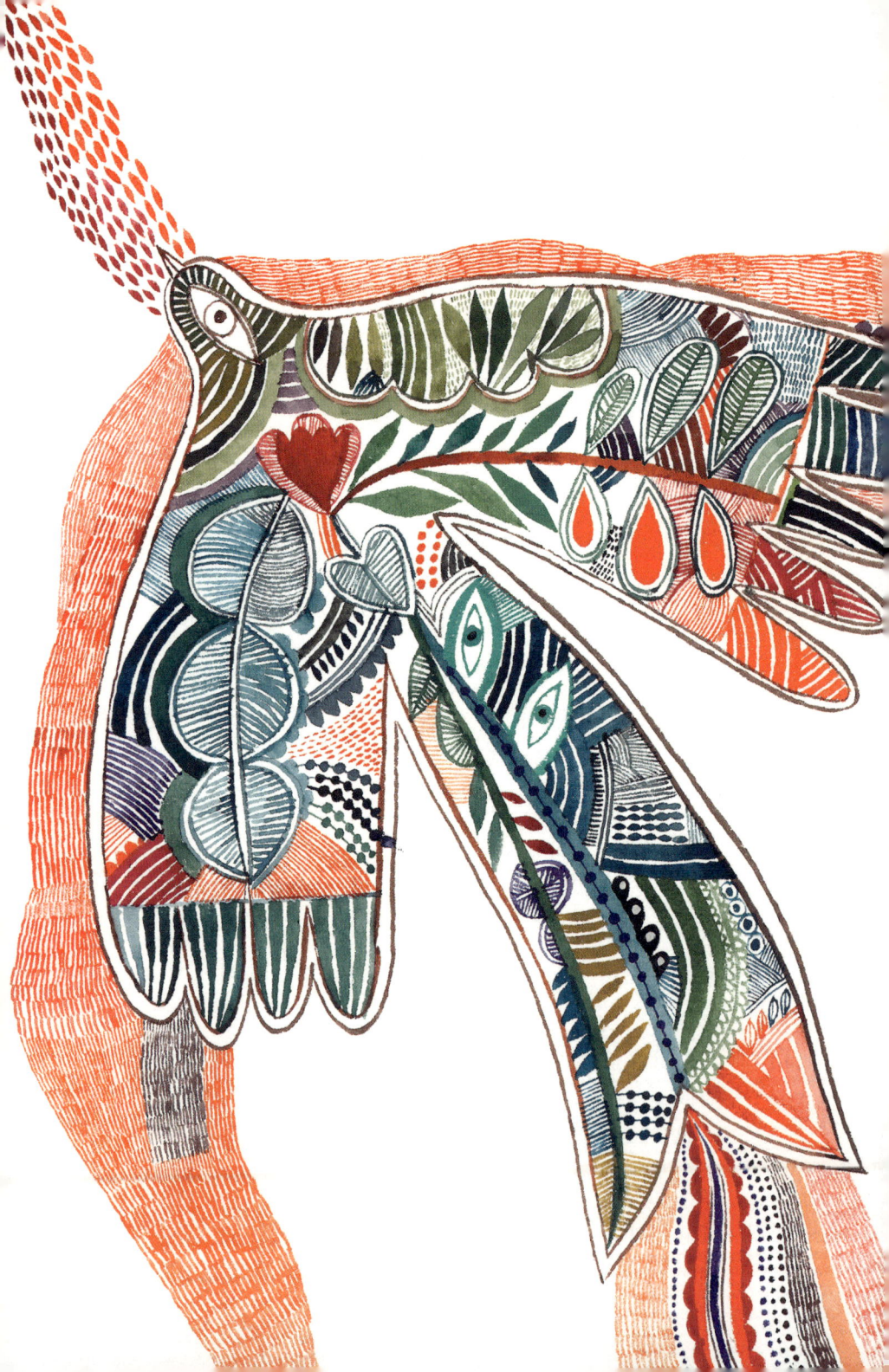

쿤달리니 요가의 장점

신체적으로 쿤달리니 요가는 생기의 자유로운 순환을 돕고, 신경계와 내분비계 그리고 면역계의 균형을 잡아 주는 효과가 있다. 신경계 재구성은 쿤달리니 요가가 가져오는 변화 중 가장 핵심적이고 강력한 변화다. 또한 정서적 안정감을 주고 감정에 쉽게 휩쓸리지 않게 해 준다. 정신*적으로는 차분하고 '중립적인' 정신 상태에 도달하여 상념에 사로잡히지 않게 한다. 아울러 영적으로는 스스로가 살아 있는 영혼이 되게 한다. 영적 존재가 된다는 것은 만물, 코스모스*, 자연, 달, 태양과 에너지적으로 그리고 의식*적으로 이어져 있음을 느끼는 것이다. 이처럼 쿤달리니 요가는 육체적·감정적·정신적·영적 차원 간의 지속적인 의사소통을 활성화한다는 점에서 강력한 변화의 힘을 보여 준다.

쿤달리니는 어떻게 서양에 전파되었을까?

인도 귀족의 전유물이었던 쿤달리니는 비교적 늦게 서구권에 소개되었다.

1930년, 처음 쿤달리니 요가를 서구권에 들여온 사람은 카를 구스타프 융*Carl Gustav Jung*이다. 융은 환자의 병리를 다양한 방법으로 설명하고, 인간 의식의 발전 양상을 이해하기 위해 쿤달리니 요가의 상징 체계인 차크라*Chakra**를 심리학에 적용한 선구자였다. 쿤달리니 요가는 이후 요기 바잔*Yogi Bhajan*(하르바잔 싱 칼사*Harbhajan Singh Khalsa*로도 불린다)을 통해 1970년대부터 서양에 전파되었다. 예언자이자 사회운동가였던 요기 바잔은 특히 약물 중독자들이 중독에서 벗어날 수 있는 수단으로 쿤달리니 요가를 권장했다. 그는 요가 지도자를 양성하고, 서양인의 필요나 장애에 맞춰 전통적인 요가 수행법을 현대화하는 것을 최대 목표로 삼고 세계적으로 쿤달리니 요가를 가르치는 데에 힘썼다. 그의 가르침은 전 세계에 큰 반향을 일으켰다.

요가 수련은 어떻게 구성되나?

요가 수련은 다음과 같은 과정을 중심으로 구성된다.

1. 수련 시작하기
2. 호흡하기
3. 동작 또는 동작 시퀀스 수행
4. 이완하기
5. 명상하기
6. 수련 마무리하기
7. 리추얼 진행하기

수행자의 능력에 따른 자유로운 구성
1. 원하는 경우, 호흡 훈련이나 명상은 일련의 동작 시퀀스와 따로 혹은 함께 진행 가능하다.
2. 리추얼은 본인이 원하거나 필요하다고 느끼는 경우에 수행하면 된다.
3. 연습 시간은 안내 사항을 따르나, 본인의 실력 향상을 위해서 혹은 능력에 따라 조정할 수 있다.

수련의 기본적인 구성
   1. 수련을 시작한다.
   2. 동작을 수행한다.
   3. 이완한다.
   4. 수련을 마무리한다.

요가 가르침을 따라 반복의 힘을 경험하자

"당신이 먹고 말하는 것이 곧 당신 자신이다."라는 격언처럼 당신의 습관*이 곧 당신을 형성한다. 정해진 것은 아무것도 없는 법이다!

1. 40일 동안 동일한 수련(크리야^{Kriya*} 요가 혹은 명상)을 반복하면 부정적인 습관(고집, 버릇 등)을 없앨 수 있다.
2. 90일 동안 동일한 수련(크리야 요가 혹은 명상)을 반복하면 새로운 습관을 만들 수 있다.
3. 120일 동안 동일한 수련(크리야 요가 혹은 명상)을 반복하면 새롭게 형성된 습관을 꾸준히 유지하고 자신의 일부분으로 만들 수 있다.
4. 1,001일 동안 동일한 수련(크리야 요가 혹은 명상)을 반복하면 새로운 습관을 의식적으로 활용하여 일상의 균형감을 유지할 수 있다.

수련을 거치면 새로운 습관을 의식적인 수단처럼 사용할 수 있다. 또한 과거의 무의식적인 습관이 당신을 해방하기보다 구속했다면 새로 만든 습관은 자유자재로 통제가 가능하다. 보통 아침 일찍, 일정한 시각에 반복을 실천하는 것이 이상적이다. 이러한 반복적인 수행, 자파^{Japa*}는 내면의 변화에 있어 중요한 축을 담당한다.

이제 직접 쿤달리니를 경험해 보자!

쿤달리니 요가 수련의 6단계

"쿤달리니 요가에서는 물라다라, 스바디스타나, 마니푸라, 아나하타, 비슈다, 아즈나, 사하스라라로 이루어진 차크라 집합체를 기반으로 몸을 표현한다. 신체 부위 곳곳에 있는 에너지 응집소인 차크라는 '나디 ^{Nadi*}'라 부르는 기도^{氣道}로 연결되어 있다." _카를 구스타프 융

에너지의 순환 : 차크라와 나디

각 차크라마다 상응하는 하나의 에너지, 원소, 영역 그리고 권리[2]가 존재한다.

- 제1 차크라 : 물라다라*Muladhara*=흙, 뿌리의 개방, 그라운딩의 문, 존재할 권리
- 제2 차크라 : 스바디스타나*Svadhistana*=물*, 창조력의 개방, 무의식의 문, 살아 있는 상태를 누릴 권리
- 제3 차크라 : 마니푸라*Manipura*=불, 실행력의 개방, 행동의 문, 세상에 자신의 재능을 드러낼 권리
- 제4 차크라 : 아나하타*Anahata*=공기, 사랑의 개방, 연민의 문, 사랑하고 사랑받을 권리
- 제5 차크라 : 비슈다*Vishudda*=에테르*, 창조적 언어의 개방, 표현의 문, 자신의 진실을 말할 권리
- 제6 차크라 : 아즈나*Ajna*=에테르, 내면의 정체성 개방, 제3의 눈, 보이지 않는 세계의 문, 환상에서 깨어날 권리
- 제7 차크라 : 사하스라라*Sahasrara*=에테르, 코스모스의 개방, 무한성과 대우주*의 문, 영원불멸을 경험할 권리

- 수슘나*Sushumna** : 척추를 따라 길게 이어지는 중앙 나디
- 핑갈라*Pingala** : 태양 에너지와 남성 에너지가 드나드는 나디
- 이다*Ida** : 달 에너지와 여성 에너지가 드나드는 나디

---

2 태어날 때부터 가지는 권리. 페루 아마존 지역의 치료사이자 요기인 에밀리오 에스카리즈*Emilio Escariz*의 가르침에서 영감을 받은 개념이다.

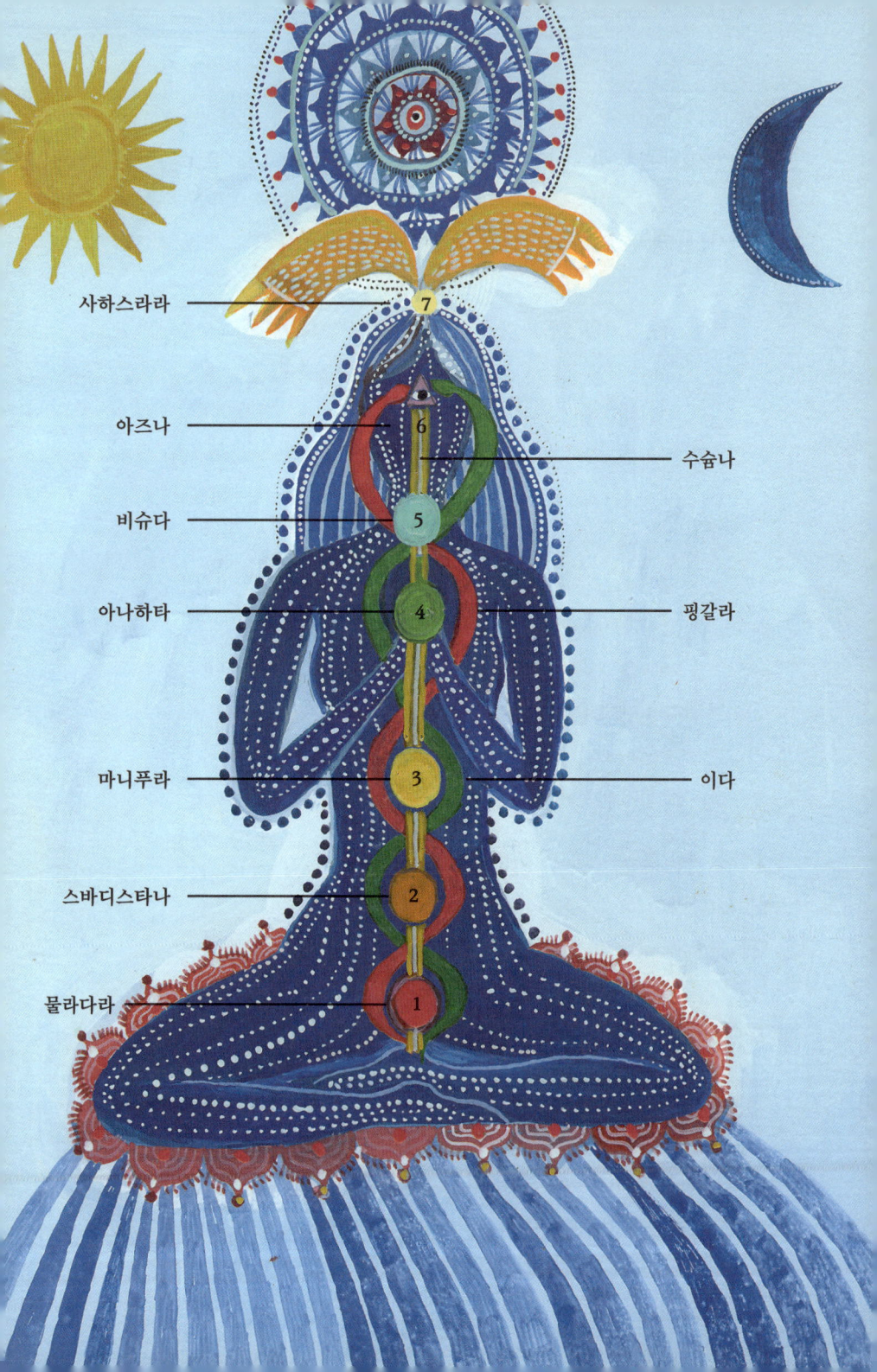

쿤달리니 요가는 척추를 따라 흐르는 생기의 자유로운 순환을 목표로 차크라가 조화를 이루게 한다.

1단계 : 수련 시작하기

동일하고 반복적인 방식으로 요가 수련을 시작하고 마무리할 때 진정한 리추얼이 형성된다. 수련에 꼭 필요한 필수 단계를 세워 오직 건강에만 전념하는 시간을 갖도록 한다. 건강을 위한 시간은 세포가 순환하는 시간*이자 당신의 심장 박동과 지구의 박동이 함께 울리는 시간이다. 요가를 하나의 리추얼로 만들면 신기하게도 요가 수련에도 리듬이 생기고, 체내 박동이 지구의 박동과 가장 가까워질 수 있다.

요가 수련은 어떻게 시작할까?

호흡하기

차분하게 앉은 다음 시간을 가지고 호흡한다. 숨을 쉴 때마다 당신은 수련에 더 집중하게 된다. 당신에게 떠오르는 의지*나 그날 정한 수련의 목표를 생각하며 숨을 들이쉬고 내쉬면서 호흡한다.

2단계 : 아름다움美을 창조하기

아름다움은 요가 수련의 시작이며 확장이다. 아름다움은 조화를 형성하여 마음을 진정시킨다. 단순히 시각적 즐거움이나 심미적인 이유를 넘어서 아름다움은 영혼을 건드리고 의식을 고취한다.

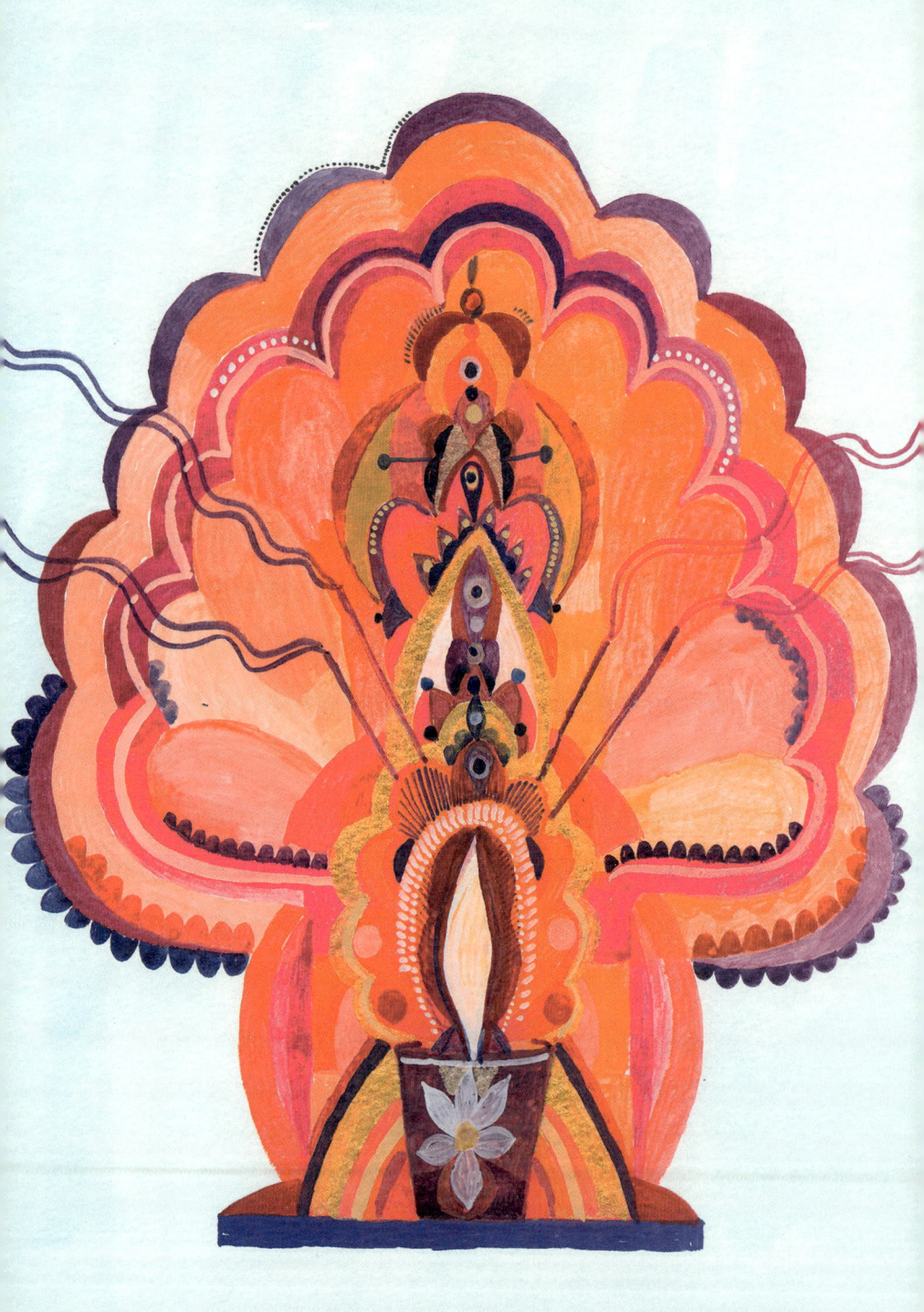

"아름다움은 육체를 매혹하여 영혼에 도착하기 위한 허락을 얻는다."_시몬 베유^{Simone Weil}3

초, 꽃, 천이나 크리스털은 근골격계 훈련을 영적 훈련, 즉 생명에 대한 축제로 탈바꿈시킨다.

"아름다운 것은 현현이 가능하다는 경험적 증거다."_시몬 베유

현현* 또는 육화란 생명의 신비한 원천인 신성이 육체로 나타난 것이다. 고대 그리스인들에게 아름다움이란 생명체의 완벽한 기하학적 형상을 통해 세상에 모습을 드러낸 우주였다. 꽃이나 오렌지의 기하학적 형상을 바라보면서 우리 몸의 세포에 대해 궁금증을 가져 보자. 모든 것이 거기에 존재한다. 아름다움은 생의 정수이다. 몸과 영혼을 뻗고 늘리는 수련을 위해 창조력을 발휘하여 아름다운 환경을 조성해 보자.

원활한 수련을 위한 팁
- 초에 불을 켠다.
- 화이트 세이지(인센스 스틱, 에센셜 오일 등) 향을 피워 수련하는 공간의 에너지를 정화한다.
- 마음을 열고 생명력을 환기시키는 소품이나 꽃을 제단에 올려 두고 요가를 수행한다.

3 프랑스의 철학자, 신비주의자, 정치 활동가.

3단계 : 목소리의 진동으로 몸을 열기

   목소리를 내는 것은 몸의 체온을 높이는 첫 단계다. 목소리의 진동*은 당신의 모든 세포를 움직이는 소리 신호다. 소리가 울리면서 당신의 세포 그리고 전신을 섬세하게 깨운다고 상상하고 수련을 시작하자.

시작하는 만트라

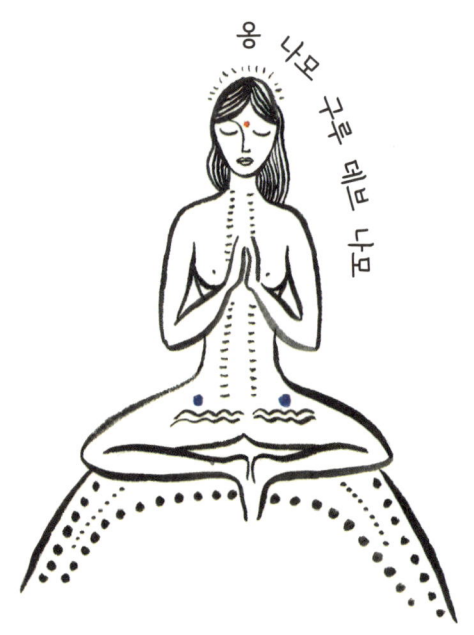

   요가 수련은 만트라로 시작한다. 만트라는 요가라는 고전적 수행법의 근원과 나시 연결해 주는 소리의 진동을 말한다. 예를 들어, 요가 수업을 시작할 때 널리 쓰이는 '옴^{OM}' 만트라는 생명 창조의 원리와 이어진다. 만트라 챈팅은 마치 라디오 주파수를 맞추는 것과 같으므로 만트라를 암송하면서 요가라는 라디오를 켠다고 상상해 보자. 쿤달리니 요가는 '아디^{ADI}' 만트라로 시작한다. 아디 만트라는 '조화의 만트라'라고 할 수 있는데 "옹 나모 구루 데브 나모$^{ONG\ NAMO\ GURU\ DEV\ NAMO}$"라고 한다. '옹 나모'는 '생의 원천과 모든 생명 앞에 경배하고 몸을 숙이다$^{S'incliner}$*'라는 뜻이고, '구루 데브 나모'는 '생명과 신성*에 대한 내 인식에 경배하고 몸을 숙이다'라고 풀이할 수 있다. 아디 만트라는 당신의 세포만이 이해할 수 있는 일종의 암호처럼 작용하여 활력을 일깨우고 개인적인 근심을 몰아낸다. 그 진동은 교만한 마음을 겸손하게 만드는 것으로 알려져 있다. 아디 만트라는 자신의 고유한 에너지를 생명 에너지와 연결해 주는 중요한 열쇠다.

다음 문장을 소리 내어 따라 하면서 몸을 진동시켜 보자. "나는 살아 있으며 모든 형태의 생명체와 연결된 존재다!"

만트라 챈팅을 위한 자세

1. 편안하고 조용하게 자리에 앉는다. 두 손바닥과 손가락을 마주 보게 붙여 합일의 무드라^{Mudra}*를 취한다.
2. 엄지손가락 관절을 흉곽 가운데, 흉골에 대고 누른다. 팔꿈치는 바닥에 수평하게 두고, 견갑골은 조여 가슴을 열어 준다.
3. 턱은 가볍게 당긴다.
4. 눈을 감고 제3의 눈, 아즈나^{Ajna}에 집중한다. 눈을 감은 채로 두 눈을 모아 눈썹 사이에 있는 가상의 점을 응시한다.
5. 자세를 잡았다면 살아 있음을 느끼면서 숨을 깊게 들이쉬고 내

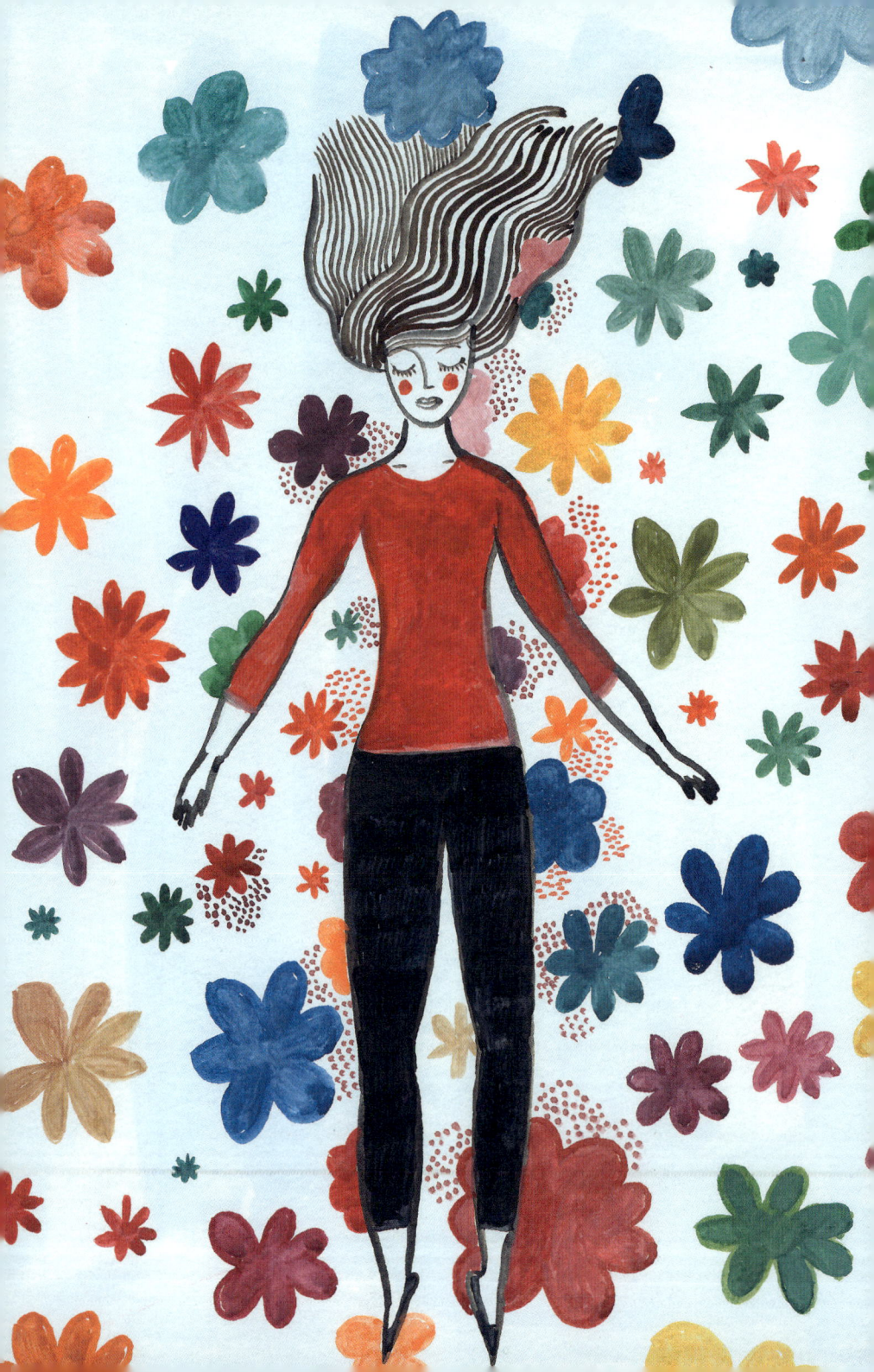

쉰다. 그다음 "오---옹 나-모--- 구루 데--브 나모"를 세 번 챈팅한다.

테크닉에 관한 팁

- '옹(오---옹)' 소리는 골반 안, 그리고 척추를 따라 올라가 비중격(코 안의 좌우 경계가 되는 벽), 입천장, 두개골에서 강하고 길게 울리게 한다.
- '옹'은 다른 모든 진동과 마찬가지로 땅과 맞닿은 회음부에서 시작한다.
- 혀끝은 입천장에 닿아 마치 전선처럼 두개골로 진동을 보낸다.
- '나-모---'에서 '나' 소리는 짧고 '모' 소리는 내쉬는 숨에 길게 이어지게 한다.
- '구루'는 '구우루우'로 진동한다.
- '데--브'는 더 강렬하고 날카롭게 울린다. 음계로 치면 3도 높은 음이라 할 수 있다.
- '나-모'는 첫 음과 같은 높이로 떨렸다가 마침표를 찍듯 짧게 끝난다.

원활한 수련을 위한 팁

- 단순히 노래에 그치지 않고, 실제로 소리가 진동하도록 노력해 보자.
- 성대의 움직임이 아닌 내면에서 울리는 진동을 경험하자.
- 집중이 잘 안 된다고 느낀다면 매트 위에서 엉덩이를 부드럽게 움직인다. 그다음 바닥에 닿은 접지면에 긴장을 풀어 준다. 그리고 "소리는 당신의 땅에서 나온다."는 사실을 항상 기억하며

접지면을 고정한다.
- 척추 아래에서 위로 자연스럽게 흐르는 소리를 느낀다. 마치 소리에게 길을 터 준다는 생각으로 허리를 곧게 편다.
- 사타구니에서 시작된 소리가 골반 안에서 울리도록 한다. '옹'은 골반을 열어 주고 신성한 차크라를 개방시키는 종자 만트라로서 성적 에너지, 창조적 에너지와 연관된다. 또한 생명의 근원인 물 원소와도 연관된다. 내면의 호수에 돌멩이를 살포시 던진 것처럼 골반 안에서 파동을 일으키는 '옹' 소리를 느껴 보도록 하자.
- 만약 정적인 것을 선호한다면 소리 없이 만트라를 마음속으로 낭송해 보자. 침묵은 곧 천사들의 언어다.

4단계 : 이완하기

이완은 모든 걸 하나로 통합하기 위해 필요한 시간이다. 이완은 이전까지의 동작을 소화하게 돕는 자세다. 수련이 끝나면 그 체감을 몸속에 퍼뜨려야 하므로 충분히 이완해야 한다.

이완은 신경을 근본적으로 초기화하는 것이다. 부정적인 생각을 '리셋'하는 진정한 이완은 보통 15분에서 20분 정도 진행한다. 적게는 7분에서 10분만 이완해도 긴장이 풀리고 수련한 여러 자세를 하나로 통합할 수 있다. 이완할 때는 최소 7분 동안 사바사나^{Shavasana*}, '송장 자세'를 유지하도록 한다. 사바사나는 대표적인 이완 자세다. 이 자세는 수련으로 얻은 기운을 신체 조직 곳곳으로 퍼뜨리는 바람과 같다. 이완을 하면 운동과 명상 효과도 더 오래 느낄 수 있다. 또한 이완은 '작은 죽음'을 맞이하는 때로 활력에 불필요한 요소도 함께 버리는 시간이다.

동작(자세 취하기 : '작은 죽음')
 1. 등을 대고 길게 눕는다.
 2. 팔은 양쪽으로 살짝 벌리고 어깨의 긴장을 풀어 가슴을 편안하게 열어 준다.
 3. 다리도 양쪽으로 살짝 벌려 고관절을 열고 골반을 이완시킨다.
 4. 손바닥은 뒤집어 하늘을 보게 한다. 이는 모든 걸 내려놓고 우주가 선사하는 놀라움을 전부 받아들인다는 표시다.
 5. 조용히 눈을 감는다.

쿤달리니 각성을 위한 가르침

마치 숲이나 꽃밭에 안긴 것처럼, 매트가 당신을 감싸고 있다고 느껴 보라. 어떤 기대나 판단도 하지 않고 당신을 '있는 그대로의 모습'으로 받아 주는 매트 위에 몸을 맡겨라. 자석처럼 지구에 몸을 붙인 채, 새로운 기운은 깊게 들이쉬고 묵은 기운은 깊게 내뱉어라. 당신을 받치고 있는 지구가 변화시키는 힘을 느껴라. 자신을 완전히 내려놓고 무거운 짐은 모두 떠나 보내라.

우리 몸은 자연스레 차갑고 신선한 공기는 마시고 찌꺼기(탄산 가스)로 가득한 더운 공기는 내뱉는다. 이러한 정화 과정이 물질적·감정적·정신적 신체 전반에서 이루어지도록 한다. 당신을 구성하는 모든 면에서 새롭고 건강한 기운은 들이쉬고 유해하고 나쁜 기운은 모두 내뱉는다.

동작(자세 풀기 : 되살아나는 순간)

　이완 상태에서 빠져나오려면 숨을 들이쉬고 내쉬면서 당신의 숨이 자신의 '집'인 몸을 마음껏 누리도록 몸 안 곳곳에 존재하는 모든 '방'에 숨이 들어차게 한다. 자세에서 빠져나와 다시 살아나려면, 생명의 숨결이 당신의 모든 신체 조직과 세포를 순환해야 한다.

1. 고양이처럼 기지개를 켜면서 호흡으로 깨끗해진 세포 조직을 하나하나 느껴 보자.
2. 수련을 통해 키가 커진다는 느낌으로 계속 몸을 스트레칭한다.
3. 다시 태어나 새로운 기동력을 찾으려는 것처럼 차츰 손가락과 발가락을 움직인다.
4. 두 손과 발을 각각 서로 맞대고 강하게 문지른다. 오른손바닥과 왼손바닥을 비비면서 생기는 열기를 느낀다. 오른발바닥과 왼발바닥을 비비면서 생기는 열기를 느낀다. 신체의 오른쪽과 왼쪽이 모두 되살아남을 느낄 것이다.
5. 좌우의 연결을 느끼면서 손과 발끼리 비빈다. 신체 우측의 남성성과 좌측의 여성성이라는 양극단의 연결을 인지하면서 호흡한다. 생명이란 여성성(왼쪽)과 남성성(오른쪽)이 만날 때 발생하는 열기에서 태어난다.
6. 손바닥의 기운을 당신의 시야에 전달하듯 두 손으로 눈을 덮는다. 손으로 계속 눈을 덮은 채, 호흡하면서 요가를 통해 세상을 바라보는 시선이 미약하게나마 변화했음을 인지한다.
7. 다리를 접어 무릎을 팔로 끌어안고 아이처럼 몸을 앞뒤로 흔든다. 세상에 다시 태어나 처음 움직이는 것처럼 몸을 부드럽게 흔든다. 꾸밈없이 자연스럽게 몸을 움직인다.

8. 들숨에 몸을 뒤로 보내면서 무릎을 벌려 귀에 최대한 가까이 붙인다. 날숨에 몸을 앞으로 보내면서 뿌리를 일깨우듯 발로 땅을 세차게 구른다. 몸이 다시 안정적으로 접지할 때까지 흔든다.
9. 앉은 상태로 엉덩이를 바닥에서 움직이면서 지구에 연결된 당신의 뿌리와 존재감을 되찾는다. 접지면이 단단하게 고정되었다면 안테나처럼 척추를 곧게 편다. 이제 생이 당신에게 보내는 새로운 정보를 빠짐없이 수신할 준비가 되었다.
10. 호흡을 한다. 이제 마무리하는 만트라로 사트 남$^{SAT\ NAM}$ 소리를 진동시킬 차례다.

- 함께 들으면 좋은 음악 : 대니 베허$^{Danny\ Becher}$, 〈Inside〉

5단계 : 수련 마무리하기

요가 수련은 어떻게 마무리할까?

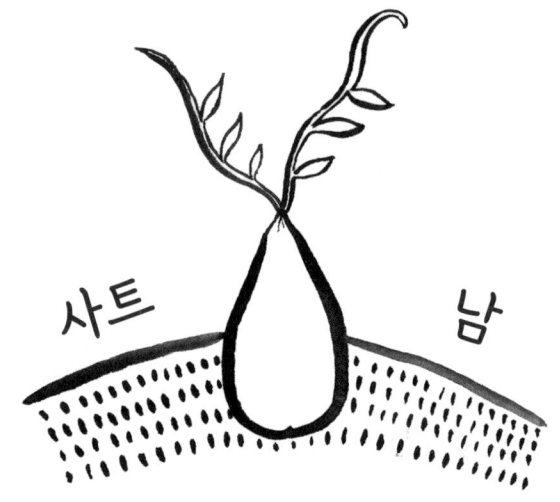

접지면으로 호흡하기
1. 편안하게 자리에 앉는다. 엉덩이 아래로 지면을 느끼면서 지구에 뿌리를 내리고 일상적 현실로 돌아온다는 감각으로 수련을 마무리한다.
2. 호흡을 하면서 이 신체적 감각을 당신이라는 존재를 총체적으로 설명하는 하나의 문장("나는 뿌리내린 존재")으로 바꾼다.
3. 이 뿌리로부터 척추를 곧게 세워 몸을 다시 수직 상태로 만들고 바르게 정렬한다.
4. 자신의 의지나 선택한 수련의 의도를 생각하며 숨을 깊게 들이쉬고 내쉰다.

만트라 챈팅을 위한 자세

1. 조용히 편안하게 자리에 앉는다. 두 손바닥과 손가락을 마주 보고 붙여 합일의 무드라를 취한다.
2. 엄지손가락 관절을 흉곽 가운데, 흉골에 대고 누른다. 팔꿈치는 바닥과 수평한 상태로 두고, 견갑골은 조여 가슴을 열어 준다.
3. 눈을 감고 제3의 눈, 아즈나에 집중한다. 눈을 감은 채로 두 눈을 모아 눈썹 사이에 위치한 가상의 점을 응시한다.

목소리로 진동하며 수련 마무리하기

목소리는 요가 수련을 시작하고 마치는 데에 매우 중요하다. 숨을 깊게 들이쉬고 내쉬면서 "사---트 남$^{SAAAT\ NAM}$"이라고 만트라를 세 번 낭송한다.

- '사트 남' 만트라의 의미 : '사트'는 '참, 진리'를 뜻한다. 여기서 참 혹은 진리라 함은 학문적 진리가 아니라 자명한 이치로서의 소리를 가리킨다. '남'은 '이름 또는 정체성'이라는 뜻이다. 이로써 '사트 남'은 '참된 자아' 또는 '본성本性'을 의미한다. '사트 남'은 소리라는 씨앗에 당신의 참된 자아를 간직하고 있는 비자 만트라$^{Bija\ mantra*}$다. 인도 전설에서 사^{SAAA}는 코스모스를 탄생시킨 창조의 소리다.

테크닉에 관한 팁

- 한 호흡으로 길게 내쉬면서 "사트 남"을 낭송한다.
- '사트'는 사---트로 길게 늘인다.
- '남' 소리는 만트라에 마침표를 찍듯 짧게 끊는다.

- 턱은 살짝 당기고 척추는 길게 늘여서 뼈 사이에서 공명하는 소리를 느낀다.
- 두 눈을 감고 제3의 눈, 아즈나에 집중한다. 눈을 감은 채로 두 눈을 모아 눈썹 사이에 있는 가상의 점을 응시한다.

감사하기

생명력과 삶의 기억에 오롯이 집중하는 시간을 가질 수 있음에 감사하자.

원활한 수련을 위한 팁
- 초에 불을 켜는 것을 잊지 않는다.
- 종이와 연필을 옆에 두고, 수련을 마친 직후 감상을 적어 본다. 원한다면 떠오르는 대로 자유롭게 단어들을 적으면서 자신만의 요가 체험기가 담긴 일지를 남겨도 좋다.

6단계 : 리추얼하기

일상에 마법을 거는 리추얼

신기술의 시대에 주술은 스크린에 밀려 사라졌다. 리추얼^{Rituel}(종교적 의식이나 의례 또는 상징적인 의미를 부여하여 규칙적으로 반복하는 행위 — 옮긴이)*은 비록 지금은 사람들에게 잊혀졌지만 문명의 발전과 인간의 진화에 있어 언제나 중요한 역할을 해 왔다.

리추얼은 정신적 안정을 위한 근본적인 관계를 회복하는 데에 사용된다. 그것은 조상과의 관계, 자연과의 관계, 주술과의 관계, 내면의 아이와의 관계나. 이 관계들은 모두 생명과 집단(의식적이든 무의식적이든)에 대한 당신의 소속감을 강화하는 역할을 한다.

쿤달리니 요가와 리추얼을 함께 수행하는 이유는?

동일한 하나의 목표를 위해서다. 리추얼과 쿤달리니 요가의 지향점은 같다. 바로 사람 한 명 한 명이 지구에서의 체험을 함께 만들어 나가는 공동 창조자가 되게 하는 것이다. 함께라면 삶은 견뎌야 하는 시련이 아니다. 개인들은 손에 손을 잡고 리추얼과 쿤달리니를 통해 피해자라는 틀에서 벗어나게 된다. 이는 건강과 의욕 증진에 좋다.

쿤달리니 요가 수련 후 리추얼을 하면 좋은 이유

쿤달리니 요가는 생의 신비에 대해 몸과 의식을 눈뜨게 하고 우리 안의 연금술사를 깨워 리추얼이라는 새로운 길을 열어 준다.

"쿤달리니가 순환하면 우리 안의 마술적 에너지가 방출된다. (……) 여러분은 모두 마술사로 태어났다. 여러분의 진실한 욕망을 과감하게 실천해 보시라.

당신이 아이였을 때는 아마 마법을 진짜로 믿었을 것이다. 언제부터 마법을 불신하게 되었나? 언제부터 스스로에 대한 믿음을 잃어버렸는가? 에너지로 연결된 우주와의 관계는 언제부터 잊었는가? 어느 순간부터 삶을 포기하게 되었나?

거짓처럼 보이는 외부의 가르침은 모두 잊고, 잠들어 있는 내면의 지혜를 실험해 보길 바란다."[4]

---

4 에밀리오 에스카리즈의 말을 인용했다. 저자의 여행 일지(이미존 노트)에서 발췌했다.

여기서 리추얼은 '현실의 공동 창조'라는 쿤달리니의 가르침을 직접 적용하는 과정이다.

우주와 함께 창조한다는 것은 무슨 뜻일까?

사랑, 완전함, 믿음을 가지고 만물을 창조하는 것이다. 한마디로 모든 게 에너지임을 인식하고 에너지와 함께 노는 것이다. 쿤달리니 요가는 개인적 변화를 위한 심도 있는 탐색에 좋은 요가다. 리추얼은 상징 언어, 무의식의 언어, 사랑의 언어를 발견하여 내면에 있는 변화의 마법을 탐구하도록 당신을 인도한다.

리추얼을 하는 동안 행동하는 주체는 누구인가?

바로 내면에 있는 어린아이다. 그래서 지나치게 심각한 자세로 리추얼을 대하면 본래 목적에서 벗어나게 될 것이다. 요정, 꽃, 나무, 동물에게 말을 거는 아이 같은 자세로 리추얼에 다가가야 한다. 살아 있는 존재와 노는 것이 익숙한 아이처럼 리추얼을 실천해 보자. 리추얼은 상상의 친구와 함께 놀았던 그때 그 유년 시절과 당신을 잇는 다리 역할을 할 것이다.

리추얼은 언제 해야 하나?

가장 중요한 첫 번째 규칙은 바로 '당신이 원할 때'라는 것이다. 그 밖에 삶에서 마법이 부족할 때, 삶에서 기쁨이 부족할 때, 지나치게 비장해질 때, 과도하게 감정적인 상태일 때, 요가 수련, 명상 혹은 의식적 호흡을 마치고 나서 리추얼을 활용할 수 있다. 21일의 법칙, 쉽게 말해 '끌어당김의 법칙'*에 의하면 리추얼이나 긍정 확언을 21일 동안 반복하면 당신의 감정, 생각, 행동이 바르게 정렬된다. 21일이

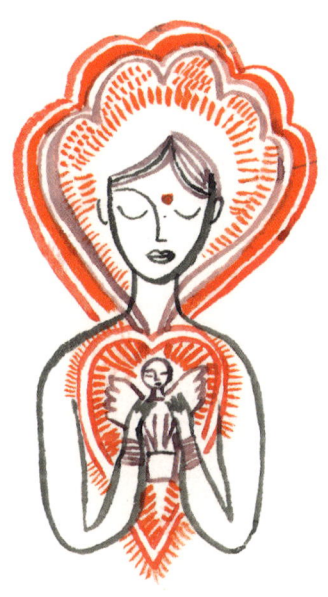

지나면 습관은 하나의 믿음이 되고, 매일 "당신은 이 믿음을 경험"하게 된다(필립 가르니에Philippe Garnier).

제1부
생명의 연금술, 쿤달리니 요가

"우리는 영적 경험을 하는 육체적 존재가 아니라 육체적 경험을 하고 있는 영적 존재다."_피에르 테야르 드 샤르댕*Pierre Teilhard de Chardin*5

요가 수련은 매트라는 제한된 공간을 초월한다. 쿤달리니 요가는 매일, 매 순간, 걸음마다 언제든 수련을 시작할 수 있다. 요가 철학은 개인적 경험에서 보편적 교훈을 얻도록 당신을 인도한다. 이러한 관점에서 보면 당신은 결코 고독한 비극에 갇혀 있는 존재가 아니다. 당신은 여러 가지 경험과 태곳적부터 주기적으로 되풀이되면서 인간을 성장시킨 여러 시련과 항상 이어져 있는 존재다. 인간의 경험은 결코 고립되어 있지 않고 언제나 보편적이고 영속적인 성격을 지닌다. 인간의 육체적 경험이 곧 요가다. 쿤달리니는 모두가 함께 겪었으나 잊힌 경험을 다시 하게 해 줄 것이다. 쿤달리니 요가에서 제시하는 여러 수행법을 시도하면 삶에서 소외되거나 신성*에서 멀어진 느낌 없이 인간으로서의 온전한 경험을 할 수 있다.

"위대한 요가란 먹고, 마시고, 만지고, 보고, 걷고, 자고, 배뇨하고,

5 삶과 우주에 관해 진화적 관점을 소개한 신학자이자 가톨릭 사제, 과학자.

배변하고, 듣고, 침묵하고, 말하고, 꿈꾸고, 사랑하고, 앉고, 길을 건너고, 버스에 오르고, 시내와 풍경, 시선과 소리, 아름다움과 추함 사이를 거닐면서 자기 안에 있는 신성과 절대 분리되지 않는 것이다. 실생활에 녹아 있는 요가만큼 위대한 요가는 없다."_다니엘 오디에 *Daniel Odier*[6]

여기서는 여러 가지 훈련과 리추얼을 결합해 인간으로서의 경험을 설명한다.

훈련은 인간의 삶이라는 연극에서 벗어나 살아 있는 유기체적 운동으로 들어가기 위한 도구다. 리추얼은 일상에 마법을 걸어 인생의 여러 단계를 통과하는 능력을 훈련시키는 데 매우 중요하다. 이 책에 나오는 여러 개인적 경험들은 보편성에 이르기 위한 경로이며, 각각의 경험은 자연의 다섯 가지 근본 원소와 연결된다.

"지혜로의 여정은 하늘로 승천하거나 형용할 수 없는 저 너머의 세계에 도달하는 것이 아니라, 우리의 유일한 세계 즉, 자연 속에서 존재 자체가 깊어지는 것이다."_로베르 미스라이 *Robert Misrahi*[7]

---

[6] 카슈미르 샤이비즘 *Kashmir Shaivism*의 전문가이자 선禪 마스터, 작가.

[7] 17세기 네덜란드 사상가 바뤼흐 스피노자 *Baruch Spinoza*의 작품을 전문으로 연구한 프랑스의 철학자.

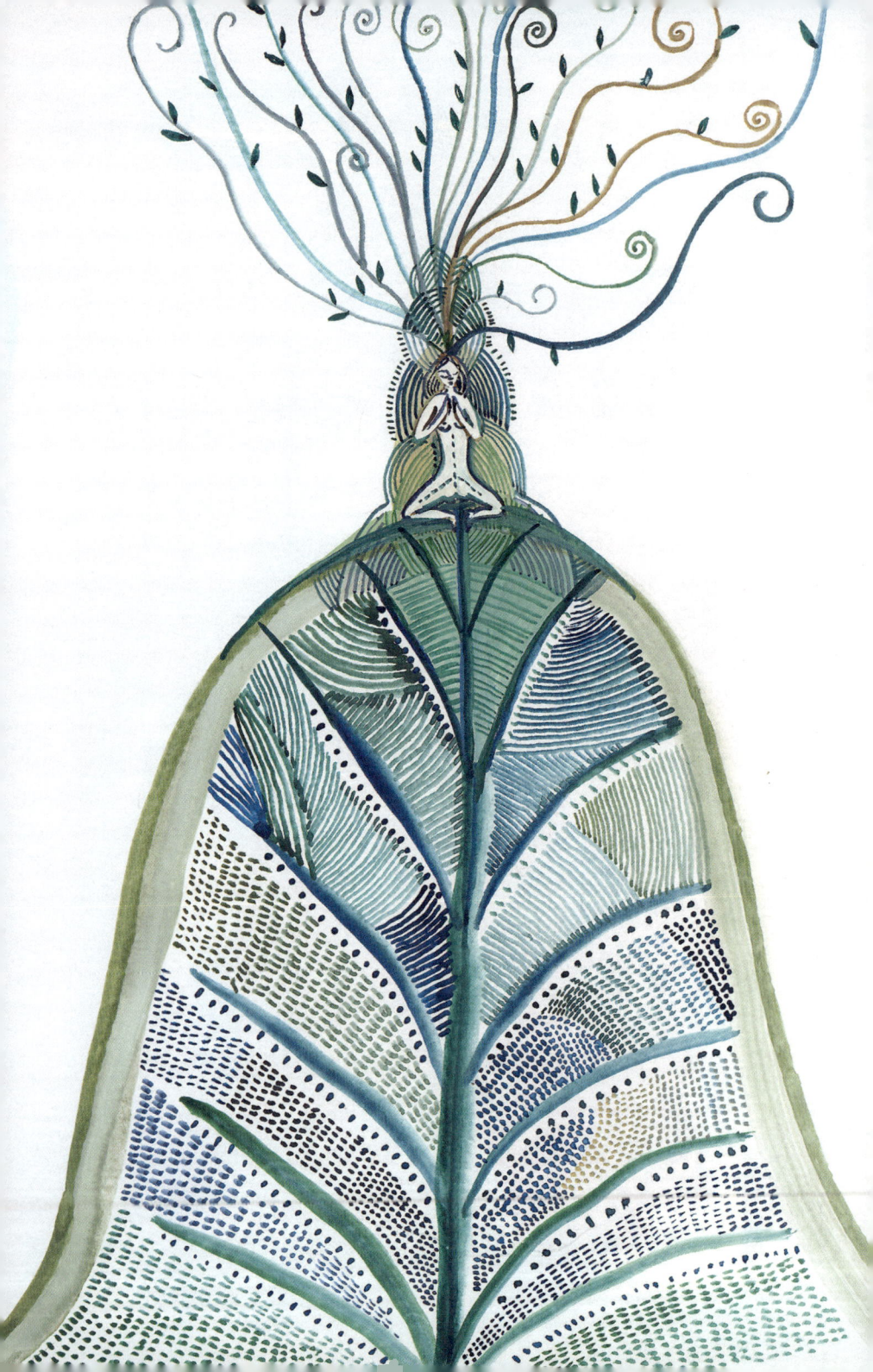

앉기 : 지구와 연결되는 소속감 느끼기

'앉기Ancrage'는 지구와 연결되는 것으로 요가의 그라운딩(접지, 땅속으로 뿌리를 내리듯 신체를 땅과 온전히 접촉하여 교감하는 것을 말한다—옮긴이)이다. 이는 안전함과 믿음을 의미한다.

앉기는 쿤달리니의 시작이다

쿤달리니 요가를 시작하기 전에는 마음이 흔들릴 때마다 아버지의 무덤 위에 앉는 의식을 하곤 했다. 그곳에 앉으면 모든 것이 선명해졌다. 다정하면서도 강렬한 선명함이 나를 일으키고 중심을 잡아 주었다. 그렇게 앉아 마음을 다잡고 몸을 정렬하자, 소원을 쪽지에 적어 무덤 앞에 묻어야겠다는 생각이 들었다. 견고한 비석을 아래 두고 균형을 잡은 내 골반에서 문장들이 튀어나왔다. 뱃속에서 요동치며 진동하던 소원들이 내 육체에 그 실체를 새겨 넣었다. 무덤 위에서 적어 내린 단어 하나하나가 내 안에 각인된 다음 외부에서 현실이 되어 나타났다. 아버지의 무덤 위에서 우주가 내게 응답하고 있다는 것을 느낄 수 있었다. 나는 지구에서의 내 자리를 찾았다. 사랑에 실망한 어느 날 나는 아버지에게 '진정한 사랑'을 보내 달라고 했다. 며칠 후 친구의 권유로 '우연히' 쿤달리니 요가를 알게 됐다. 그때 만난 선생님은 내 남편이 되었고, 그 장소는 현재 자야Jaya[8]가 됐다. 우주는 우리보다 훨씬 더 풍부한 상상력을 발휘해 응답한다. 당신은 어떠한가? 당신의 자리는 어디라고 느끼는가?

---

[8] 파리의 요가 센터, 2012년 저자가 여러 요기들과 함께 공동으로 설립했다.

프라나야마 Pranayama* : 지구와 함께 호흡하기

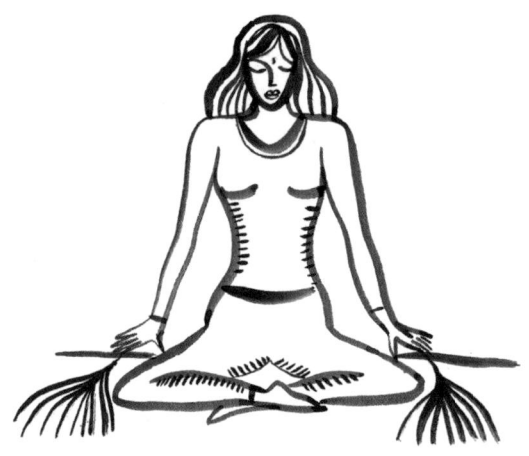

동작

1. 앉은 상태에서 시작하는 만트라 '옹 나모 구루 데브 나모'를 챈팅하며 몸을 진동시킨다. 접지면은 바닥에 밀착시키고 손은 엉덩이 양옆 바닥에 내려놓는다.
2. 8초 동안 숨을 들이마시고, 8초 동안 폐를 가득 채운 다음, 8초 동안 숨을 내쉬고 8초 동안 폐를 비운 상태를 유지한다.
3. 코로 호흡하면서 점차 강하게 손에 힘을 준다.
4. 눈을 감고 제3의 눈, 아즈나에 집중한다. 눈을 감은 채로 두 눈을 모아 눈썹 사이에 자리한 가상의 점을 응시한다.
5. 컨디션에 따라 3분에서 11분 동안 지속한다.

쿤달리니 각성을 위한 가르침

숫자 8의 마법을 경험하며 호흡해 보자. 무한의 숫자, 8을 생각하며 호흡하라. 자신의 무한한 숨결을 느끼면서 호흡하라. 각 계절의 무한한 가능성을 호흡하라. 무한함을 들이마셔라.

낙타 타기 자세
  자세의 안정적 기초와 척추의 유연성을 찾는 데에 핵심적인 동작이다.

동작
1. 책상다리를 하고 앉아 낙타 타기 자세에서 중심이 되는 발목을 단단하게 잡는다. 골반을 앞뒤로 움직인다.
2. 마시는 호흡에 허리를 젖히고, 엉덩이로 지면을 누른다. 배꼽을 앞으로 내밀면서 가슴은 활짝 연다.
3. 내쉬는 호흡에 등을 둥글게 말고 턱은 가슴 쪽으로 집어넣는다. 배꼽은 척추 쪽으로 당겨지고 견갑골이 열린다.

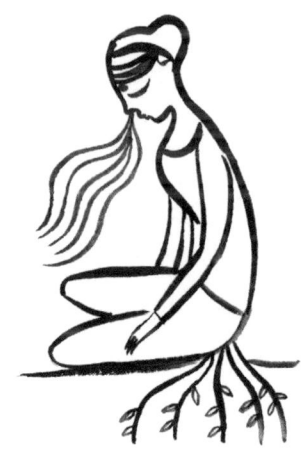

4. 눈을 감고 제3의 눈, 아즈나에 집중한다. 눈을 감은 채로 두 눈을 모아 눈썹 사이에 자리한 가상의 점을 응시한다.
5. 낙타 타기 자세를 할 때 가장 중요한 것은 엉덩이 아래에 낙타가 있다는 점을 계속 상기하는 것이다. 낙타는 보이지 않는 가상의 존재가 아니라, 당신이 앉아 있는 실제 자리다.
6. 마치 대지로 방전되는 전류처럼, 움직임이 당신의 좌골*에서 출발해 땅속으로 흘러들어 가는 것을 느낀다.
7. 움직이는 리듬에 맞춰 척추가 춤을 추고 가슴이 열린다.
8. 숨을 들이마시고 내쉬면서 골반이 자유로워진다. 접지면이 마사지되며 바닥과 접촉한 부위가 점차 완전히 지구에 밀착된다.
9. 이 자세를 최적으로 수행하려면 서너 살 아이처럼 자연스럽고 단순하게 연습하는 것이 좋다.
10. 3~5분 정도 몸을 앞뒤로 흔들다가 골반의 움직임을 서서히 늦춘다.
11. 숨을 들이마셔서 몇 초간 폐에 공기를 가득 채우고 항문, 회음부, 배꼽 근육을 수축하는 물라 반다*Mulha banda*를 수행한다. 5~15초 동안 유지한 후, 깊게 숨을 내쉰다.

쿤달리니 각성을 위한 가르침

몸을 부드럽게 움직여 접지면을 마사지하면 골반은 뼈와 신경이 안전하다는 신호를 받는다. 이 신호를 받아 척추는 춤추고, 몸은 자연스럽게 정렬되며 가슴은 활짝 열리게 된다. 그 상태에 완전히 몸을 맡겨라.

테크닉에 관한 팁
- 척추를 곧게 유지하기 위해 필요한 경우 작은 쿠션이나 담요를 접어 엉덩이 아래를 받쳐도 좋다.
- 물라 반다는 회음부, 항문, 배꼽 근육의 수축이다. 이 수축은 몸과 에너지를 안정시킨다. 숨을 가득 들이쉬면서 호흡하는 동시에 항문, 성기, 아랫배 근육을 수축하면 신체의 두 가지 기본 호흡, 재생의 호흡 프라나^{Prana*}와 배설의 호흡 아파나^{Apana*} 간의 균형을 이룰 수 있다.

요가 체험
1. 회음부, 배꼽, 항문의 수축인 물라 반다를 수행하면서 회음부로 척추를 따라 움직이는 지구의 다이아몬드를 잡는다고 상상해 보자. 이러한 방식으로 그라운딩이라는 중요한 감각을 체화할 수 있다.
2. 척추를 따라 다이아몬드가 움직인다고 상상해 보자. 척추로 지구의 다이아몬드를 받아들이면, 몸이 바르게 정렬되고 완전한 상태를 되찾는다. 당신은 이제 안정되었다.

- 함께 들으면 좋은 음악 : 마르완 아바도와 피터 로즈마니스 *Marwan Abado & Peter Rosmanith*, 〈Love Letters from Litschau〉

진리를 위한 안테나 자세
행성이 인생의 궤도를 따라 움직일 때, 당신은 지구에 대한 소속감을 느낄 수 있다. 신체적으로 내면이 바르게 정렬되면 머리 위에 떠 있는 행성들도 정렬하게 된다. 행운의 별을 믿어 보자. 진리를 위한

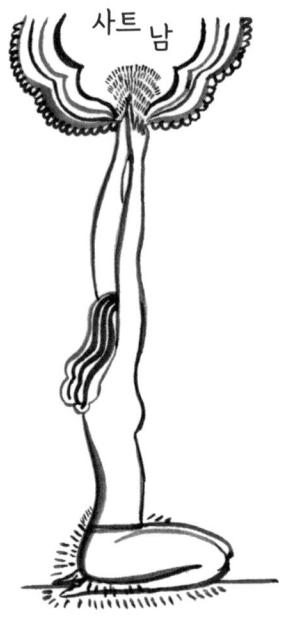

안테나가 되어 몸을 뻗을 때, 당신은 머리 위에 떠오르는 별을 보게 될 것이다.

동작

    이 자세의 핵심은 접지면을 바위처럼 단단하게 고정하는 것과 척추, 머리, 팔, 손가락(검지)으로 흔들리지 않는 안테나를 형상화하는 것이다.

1. 안테나 자세는 편안한 상태로 엉덩이로 발뒤꿈치를 깔고 앉아 시작한다. 무릎의 상태를 살피고 통증이 느껴진다면 책상다리를 하고 앉는다.

2. 발뒤꿈치에 엉덩이를 대고 움직이면서 좌골을 마사지한다. 책상다리로 앉은 경우, 엉덩이를 땅에 대고 움직이면서 좌골을 마사지한다. 이렇게 따라 하면 나머지 동작에서도 꼭 필요한 안정적 기초에 대한 감각이 깨어나게 된다.
3. 그런 다음 하늘을 향해 팔을 뻗어 척추를 스트레칭한다. 두 손을 마주 보게 하고 손가락 끝까지 붙여서 합일의 무드라 혹은 합장 동작을 취한다. 양 검지만 척추와 일직선이 되도록 머리 위로 쭉 뻗고 나머지 손가락은 구부려서 부드럽고 단단하게 주먹을 쥔다. 두 엄지손가락이 서로 얽힌다. 이때 여성이라면 왼손 엄지를 오른손 엄지 위로, 남성이라면 오른손 엄지를 왼손 엄지 위에 둔다. 검지가 유연하면서 부러지지 않는 안테나의 끝부분이라고 상상한다.
4. 눈을 감고 제3의 눈인 아즈나에 집중한다. 눈을 감은 채로 두 눈을 모아 눈썹 사이에 있는 가상의 점을 응시한다.
5. 양손이 서로를 더욱 단단하게 붙잡으면서 몸의 중심축에 무게를 더한다는 느낌을 가진다.
6. 턱을 약간 집어넣어 뒷목을 보호하고, 보이지 않는 실 하나가 정수리를 하늘로 끌어올린다는 느낌을 가진다.
7. 두 검지를 천천히 오른쪽으로 돌리면서 원을 그린다. 가상의 원을 그리면서 하늘, 별, 행성과 소통하는 문을 연다고 상상한다.
8. 척추 전체가 회전한다. 당신은 지구, 천체의 별과 함께 자전하기 시작한다. 움직임을 통해 접지면이 마사지된다.
9. 이렇게 1분~2분 동안 지속한다.
10. 두 검지를 천천히 왼쪽으로 돌리면서 원을 그린다. 몸이 자전하기 시작함을 느낀다.

11. 이렇게 1~2분 동안 지속한다.
12. 그런 다음 척추가 천천히 움직임을 멈추고 다시 정렬될 때까지 기다린다. 척추, 팔, 검지는 계속 하늘과 소통하면서 뻗어 있다. 척추가 스스로 다시 정렬되면, 척추를 따라 숨을 들이마시고 내쉰다.
13. 비자 만트라 '사트'를 소리 없이 암송하면서 숨을 들이마시고, '남'을 소리 없이 암송하면서 숨을 내쉰다. 척추는 곧게 유지하고 검지는 계속 하늘을 가리킨다. 2~5분간 호흡을 유지하면서 만트라를 암송한다.
14. 숨을 들이마셔 폐가 가득 찬 상태를 잠시 유지한다. 폐가 가득 찬 상태로, 회음부, 항문, 배꼽 주변 근육을 수축한다. 수축하면서 척추를 따라 순환하는 지구의 박동을 느낀다. 회음부의 수축이 몸을 안정적으로 정렬시킨다.
15. 숨을 내쉬고 자세를 푼다.

쿤달리니 각성을 위한 가르침

사트 남은 '참된 자아'를 뜻한다. 인체의 중심 기둥인 척추를 따라 오래된 진언인 사트 남 만트라를 순환시켜 보자. 참된 자아의 숨결이 흐르는 척추는 당신이 완전한 상태로 세계와의 진정한 합일을 이루었다는 증거가 된다.

만트라를 소리 없이 암송한다는 것은 천사들의 언어로 노래한다는 것이다. 이 천사들의 언어는 하늘, 별, 행성과 당신을 이어 준다.

요가 체험

1. 접지면이 바위처럼 단단해지는 것을 느낀다.

2. 척추가 무한하게 늘어날 것이다.
3. 접지면의 견고함, 땅의 기운이 척추를 따라 순환한다는 느낌이 든다.
4. 척추가 안테나가 되어 땅과 하늘을 연결하는 것을 느낀다.
5. 당신은 땅과 하늘 사이의 연결 고리다. 땅, 하늘과의 섬세한 소통을 시작하면 만물이 당신에게 귀 기울이고 응답한다.
6. 동작 수행을 마치면 사바사나 자세로 몸을 이완한다. 새로운 기운은 깊게 들이쉬고 묵은 기운은 깊게 내뱉는다. 7~10분간 계속한다.
7. 그다음 앉아서 몸을 그라운딩하고 '사트 남' 만트라를 챈팅하며 수련을 마무리한다.

'신성한 상자' 리추얼 : 우주 그리고 생명과 소통하기

 몸을 바로잡아 뿌리내리고 지구에 소속되었다고 느낄 때, 우주가 당신에게 응답한다. "'신성한 상자'는 마음을 위로하고 기도에 대한 응답을 얻기 위해 예부터 전해지던 방법이다."[9]

---

9 Doreen Virtue, Guérir avec l'aide des Anges (Exergue, 2008), p.33

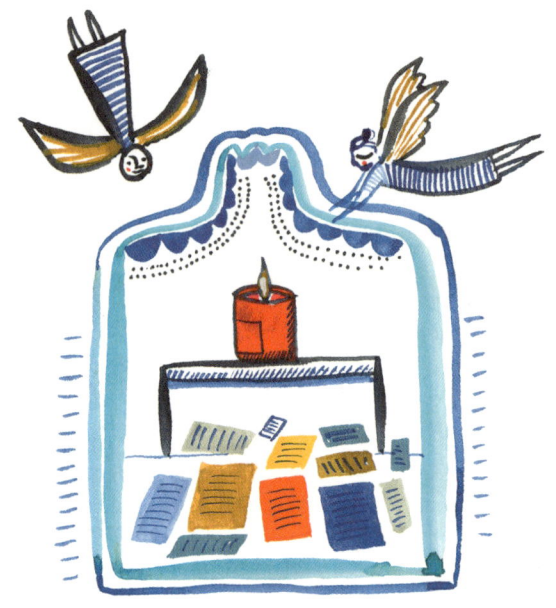

소원을 비는 행위는 삶과 사랑을 나누는 일이다.

준비물

- 초
- 인센스 스틱이나 화이트 세이지
- 성냥 혹은 라이터
- 상칼파 Sankalpa (산스크리트어*로 결심, 염원을 의미한다 — 옮긴이)*를 담을 용도의 작은 상자(생명과 연락하는 편지함 역할을 한다)
- 연필
- 종이나 쪽지 여러 장

동작

1. 조용한 방을 찾아 차분하게 자리에 앉는다. 호흡하면서 등을 곧게 유지한다.
2. 들이쉬면서 폐를 숨으로 가득 채운다. 마음은 열리고 가슴은 자신감으로 부푼다.
3. 내쉬면서 폐를 비운다. 접지면으로 숨 쉬면서 직관의 중추인 골반이 열린다.
4. 낮은 숨소리가 속삭이는 소원을 듣는다.
5. 어린아이처럼 미소 짓게 하는 소원을 떠올리면서 호흡한다.
6. 어른처럼 인상을 찌푸리게 하는 결심은 모두 포기한다.
7. 들이쉬는 호흡에 소원이 현재형의 긍정 확언으로 재구성된다. 이렇게 상칼파와 숨을 불어넣는다.
8. 진정한 상칼파는 당신을 행복하게 하고 마음을 열어 준다. 영혼에 충실한 진정한 상칼파는 내면의 아이와 대화하고, 순수하고 아이 같은 기쁨을 일깨운다.

*"남들보다 우월하다고 믿을 때 느끼는 기쁨은 진짜 아이 같이 순수한 경우가 아니라면, 전부 질투와 악한 마음에서 비롯된 것이다."*_ 스피노자 Spinoza

진행 순서

1. 초에 불을 켜고, 인센스 스틱이나 화이트 세이지를 피워 공간을 영적으로 정화한다.
2. 상칼파를 하나 혹은 그 이상 최대 3개까지 종이에 적는다. 상칼파는 1인칭 시점, 현재 시제, 긍정문으로 최대한 구체적으로 적

어야 한다. 예를 들면 "나는 직장에서 ……라는 프로젝트를 성공하게 되어 기쁘다.", "나는 사랑으로 피어나고 있다, 나는 사랑하는 파트너와 함께 가정을 꾸려 행복하다.", "나는 풍요롭다, 나는 ……에 채용되어 행복하다.", "나는 아주 건강하다, 나는 ……에서 치료되었다." 등이다.

각 단어에 마치 내 안에서 실현된 것처럼 숨을 쉰다. 숨을 쉴 때마다 그 실제가 세포에 각인된다. 모든 것은 우리의 세포와 의식적 호흡에서 태어난다.

3. 각 상칼파에 세 번씩 숨을 들이쉬고 내쉰다.
4. 각 상칼파를 큰소리로 세 번 반복한다.
5. 각 상칼파를 속삭이며 세 번 반복한다.
6. 각 상칼파를 소리 없이[10] 세 번 반복한다. 그런 다음 종이를 신성한 상자에 넣고 그대로 둔다.
7. 상자를 제단 위나 매트리스 아래에 두고 잊는다. 무의식과 우주가 당신을 위해 함께 일한다.

리추얼을 하기 좋은 때

초승달*이 뜨면서 무의식이 의식에게 진리를 속삭이는 동안 이 리추얼을 실천한다.

기쁨 : 살아 있음을 느끼고 함께 창조하기

기쁨은 물과 연결되는 감정이다. 또한 섹슈얼리티, 관능, 창조성과

---

10 침묵은 확언이 실현될 수 있도록 수호하는 천사들의 언어다.

도 연관된다.

"검은 피부에 향수와 기름을 칠한 요기니*yogini* (여성 요가 수련자)는 다리를 양쪽으로 높이 들어 올린 채, 눈을 빛내며 우주를 유영하고 있는 것처럼 보였다. 세상의 기원이자 회귀점인 성기는 열린 채로, 황금빛 광선을 발산하며 남색 하늘을 물들였다. 그녀는 가까우면서도 아득하고, 몸이자 마음이며 힘인 동시에 선물인 존재로서 안정적으로 요가 자세를 유지하여 무엇이든 실현할 수 있는 엄청난 잠재력을 보여 줬다."_다니엘 오디에

몸의 기쁨은 나를 자유롭게 한다

내가 쿤달리니 요가를 어떻게 시작하게 됐는지 궁금한가? 나는 내 인생을 송두리째 바꾸어 놓을 한 남자와 사랑을 나누면서 쿤달리니 요가를 처음 알게 되었다. 하루는 친구가 요가 수업에 가자며 나를 재촉했다. 그리고 그곳에서 쿤달리니 요가 선생님을 만났다. 이후 아마존에서 신성한 의식을 올리고 그는 내 남편이 되었다.

"우리 두 사람은 떨리는 몸으로 사랑에 빠졌다. 둘이 하나가 되어 하나의 따뜻한 숨결이 되었다. 골반의 본능적인 춤사위가 닫혀 있던 고관절을 풀어 주었다. 공생하는 두 육체가 박자에 맞춰 파동하면서 척추가 길게 늘어났다. 환희로 부푼 성기가 요동치면서 척추뼈가 하나씩 맞춰지고 숨을 쉬었다. 우리의 숨이 가빠지면서 생기는 진동과 파동이 나를 끝없이 확장시켰다. 타자, 숲, 세상을 향해 나 자신이 완전히 열린 느낌이었다. 그 느낌이 어찌나 강렬한지 그 문으로 빨려 들어갈 정도였다. 나는 타자고, 숲이고, 세계가 되었다. 생이 나를 빨아

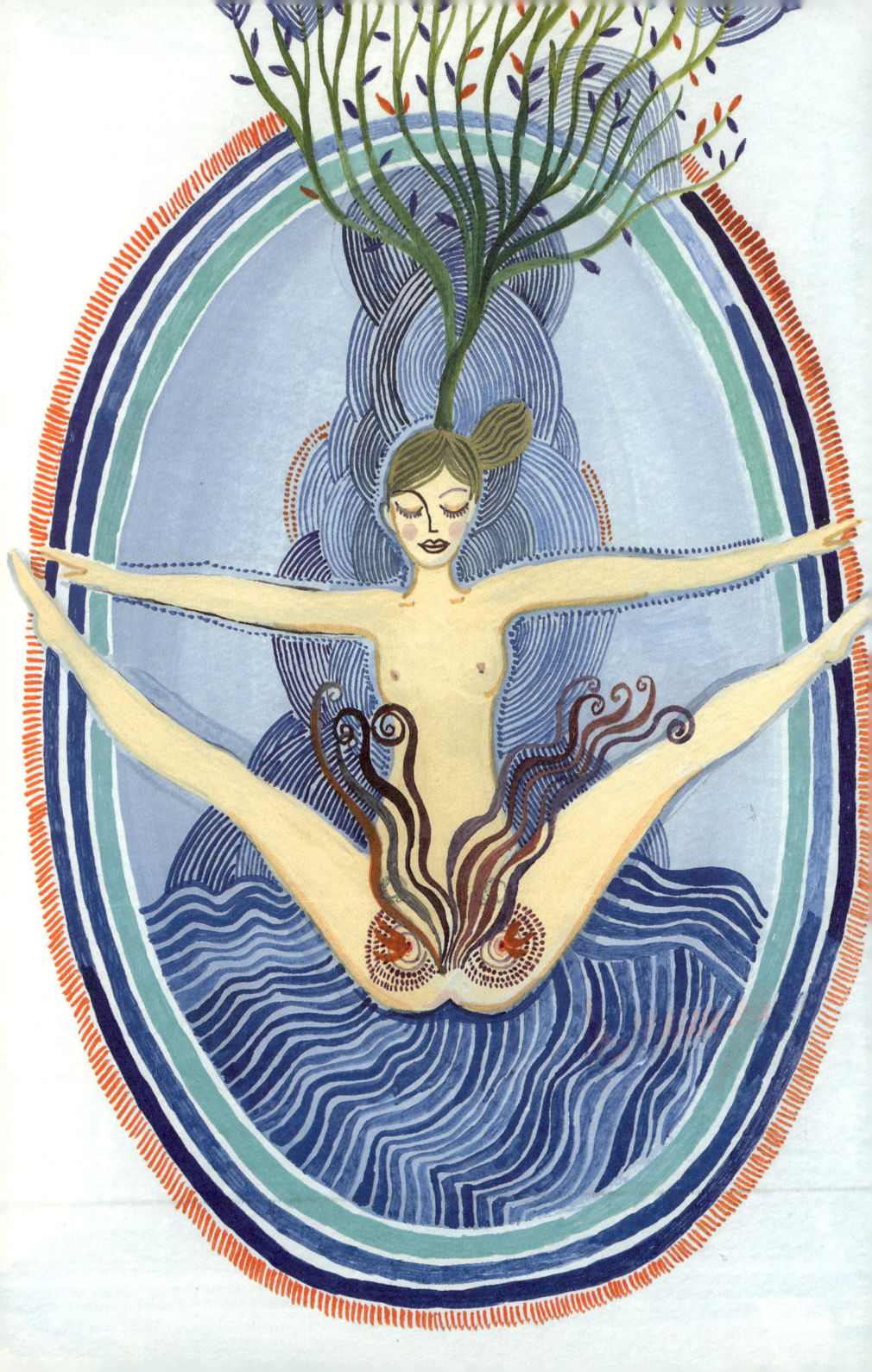

들였고 나는 생 자체가 되었다. 완전한 쾌락이었다."[11] 밤 내내 자유의 섬광이 나를 머리부터 발끝까지 훑고 지나갔다. 몰래 터져 나오는 웃음처럼 쾌락이 지속되면서 골반의 빗장이 전부 벗겨졌다.

어디서부터 터져 나온 웃음일까? 두 육체는 계속해서 전율하면서 고관절에서 춤을 추었다. 마치 오르가슴의 열기 속에서 공전하는 두 행성과 같았다. 처음으로 생식샘*의 밀도가 느껴졌다. 연인의 성기는 창조력이라는 귀한 보물의 문을 여는 열쇠였다. 잠에서 깬 나는 모든 콤플렉스에서 벗어나 노래하고 춤추었다.

11 저자의 여행 일지인 《아마존 노트》에서 발췌.

프라나야마 : 생식샘으로 호흡하기*

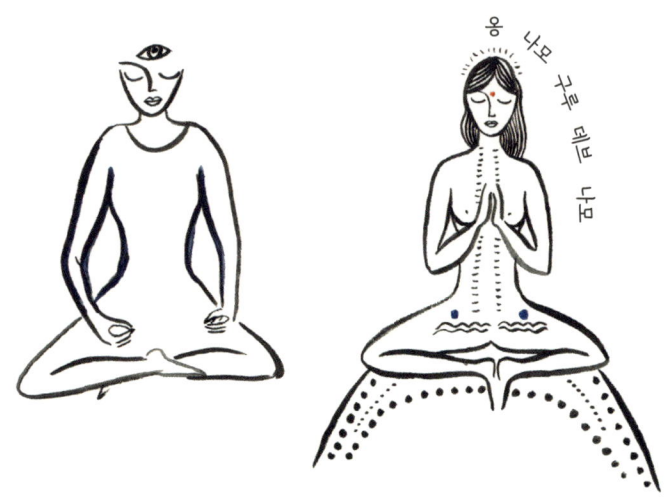

동작

1. 시작하는 만트라[12]를 챈팅한 다음 자리에 앉는다.
2. 엉덩이는 바닥에 단단히 붙이고 아랫배에 손을 얹는다.
3. 양손의 새끼손가락은 아랫배와 허벅지 사이 피부가 접히는 살 부분에 두어 따뜻하게 한다.
4. 두 손은 닿지 않고 오른손은 오른쪽 난소에, 왼손은 왼쪽 난소에 위치한다.
5. 8초 동안 숨을 들이마시고, 8초 동안 폐를 가득 채운 다음, 8초 동안 숨을 내쉬면서 8초 동안 폐에 공기를 비워 낸다.
6. 코를 통해 숨 쉬면서 손과 생식샘에 더 강하게 숨을 보낸다.

12 28쪽 '시작하는 만트라' 참조.

7. 눈을 감고 제3의 눈, 아즈나에 집중한다. 눈을 감은 채로 두 눈을 모아 눈썹 사이에 있는 가상의 점을 향해 시선을 집중하며 응시한다.
8. 컨디션에 따라 3~11분간 계속한다.
9. 8초의 시간성, 즉 무한의 시간성을 생각하면서 생식샘으로 호흡한다. 창조적 자유가 발휘되는 골반 안으로 무한함이 퍼지도록 한다. 생식샘은 제2 차크라와 연결된다.

골반 8자 돌리기 춤

동작
  이 춤은 성 에너지와 창조적 에너지를 해방하는 신성한 차크라의 춤이다.

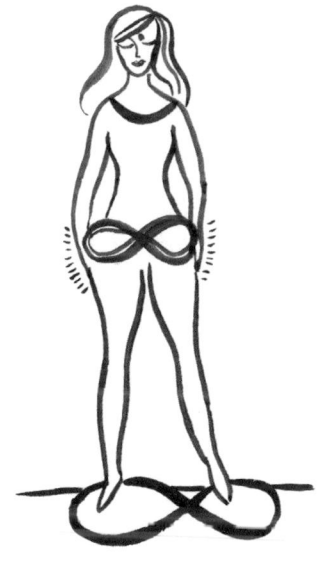

1. 서 있는 상태에서 두 다리는 골반 너비만큼 벌리고, 손은 엉덩이 위에 얹는다. 손가락으로 골격을 느껴 본다. 발은 땅에 단단히 고정하고, 다리는 유연하게 풀고, 무릎은 바깥을 향해 열어 준다.
2. 오른발 아래 대지를 느끼면서 깊게 호흡한다.
3. 왼발 아래 대지를 느끼면서 깊게 호흡한다.
4. 몸의 균형감을 느끼면서 들이쉬고 내쉰다.
5. 눈을 감고 제3의 눈, 아즈나에 집중한다. 눈을 감은 채로 두 눈을 모아 눈썹 사이에 있는 가상의 점을 응시한다.
6. 균형을 잡고 골반은 열어 고관절을 이용해 무한을 상징하는 숫자, 8자를 그린다.
7. 고관절로 8자를 그리면서 몸의 오른쪽과 왼쪽이 번갈아 중앙에 위치한다. 몸의 우측과 좌측, 양(남성성)과 음(여성성)의 균형을 맞추는 과정이다.
8. 춤의 리듬을 따라 호흡한다. 5~11분간 계속한다.
9. 속도를 늦춰 가며 서서히 움직임을 멈춘다.
10. 폐가 가득 찰 때까지 숨을 들이마시고, 항문, 회음부, 배꼽 근육을 수축하는 물라 반다를 수행한다. 사타구니의 수축에 집중한다.
11. 최대한 오래 폐를 가득 부풀렸다가, 숨을 내뱉는다. 이 동작을 3분 동안 반복하면서 수축으로 인한 열기를 느낀다.
12. 숨을 내쉬고 자세를 풀어 준다.

쿤달리니 각성을 위한 가르침

'8자 돌리기 춤'은 무한의 기하학적 형상을 골반에 각인시킨다. 이 춤은 음양의 극성을 가진 생식샘이 춤출 수 있도록 고관절을 열어 주는 핵심 동작이다. 8자 춤은 몸의 우측과 좌측, 여성성과 남성성을 연결한다. 마치 왼쪽 고관절과 오른쪽 고관절이 화합하는 것과 같다. 왼쪽 엉덩이와 오른쪽 엉덩이가 완벽한 균형을 이룬 상태에서 골반을 이용해 세상을 탄생시킨 사랑의 춤을 추자. 골반이라는 은밀하고 신성한 연못에서 당신이 일으킨 파도를 느껴 보라. 창조성이 고이지 않고 흐르게 하라. 파도를 일으키고, 그 내면의 파도 안에서 깊게 호흡하라.

생명력이 넘치는 파도 위를 항해하는 자신을 상상하라. 하얗게 부서지는 창조력과 섹슈얼리티의 파도를 타고 유영하는 자신을 그려 보라.

테크닉에 관한 팁
- 발뒤꿈치를 지면에 깊게 박아 넣은 다음, 발뒤꿈치에서 뿌리가 자라난다고 상상해 보자.
- 발가락은 지면에 파고드는 것처럼 단단히 움킨다. 마치 동물이 발톱을 땅에 박아 넣는 것처럼 발가락으로 땅을 움켜쥔다고 생각한다.

요가 체험
1. 발로 땅을 딛고, 회음부와 항문이 수축하면서 사타구니에서 생명의 파동이 생겨난다. 환희로 고동치는 에너지가 척추를 길게 편다.
2. 키가 커지는 느낌이 들 것이다! 골반은 자유로워지고, 잃어버렸던 몸의 가동성이 회복된다.
- 함께 들으면 좋은 음악 : 패트릭 토레[Patrick Torre], 〈Eau de Shiva Shakti〉

누운 나비 자세

세상을 향해 골반을 연 다음, 몸 전체가 생명으로 박동하게 한다.

동작

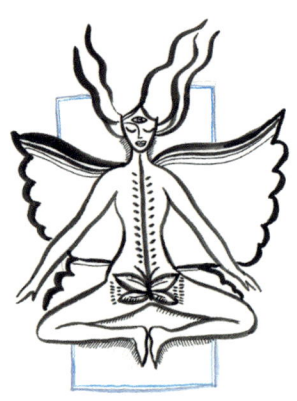

1. 등을 대고 누워서 무릎을 접은 다음, 부드럽게 바깥쪽으로 벌려 준다.
2. 발바닥을 서로 맞댄다.
3. 다리는 억지로 벌리지 않고 발은 엉덩이 쪽으로 최대한 가까이 붙인다.
4. 양팔은 살짝 벌려서 힘을 빼고 바닥에 내려놓는다.
5. 눈을 감고 제3의 눈, 아즈나에 집중한다. 눈을 감은 채로 두 눈을 모아 눈썹 사이에 있는 가상의 점을 응시한다.
6. 길게 심호흡한다.
7. 허벅지를 벌리고 누워 마치 골반이 날갯짓하듯 무릎을 위에서 아래로 천천히 움직인다.

8. 깊게 호흡하면서 2~3분간 계속한다.
9. 폐가 가득 찰 때까지 숨을 들이마셨다가 내쉰다. 마치 다리 사이로 내려앉듯 숨을 완전히 내뱉는다.
10. 다시 폐가 가득 찰 때까지 숨을 들이쉰다. 폐가 가득 차고 가슴을 부풀린 상태에서 회음부와 항문을 리드미컬하게 수축한다.
11. 사타구니에서 뛰는 맥박으로 생식샘이 팔딱팔딱 뛰어오르게 한다.
12. 성기가 박동하고 춤추며 살아 있는 것을 느낀다. 생명으로 부풀어 오르는 심장을 느낀다. 골반은 세상을 향해 열려 있다. 폐에 공기를 가득 채우고 최대한 오래 유지한다. 즐겁게 박자에 맞춰 근육을 수축하면서 회음부와 항문도 최대한 오래 춤추게 한다. 날숨에 당신의 섹슈얼리티와 창조력을 얽매는 모든 긴장, 금기, 두려움을 풀어놓는다.
13. 3~7분 동안 이를 반복한다.
14. 마무리할 때는, 입으로 강하게 소리를 내면서 심호흡한다. 운동하는 동안 누적된 근육의 경직을 풀어 준다.
15. 다리의 긴장을 풀고, 몸을 스트레칭한다.

쿤달리니 각성을 위한 가르침

열린 가슴과 열린 허벅지 사이가 호흡으로 연결되는 것을 느끼며 숨을 쉰다. 숨을 들이쉬고 내쉬면서 회음부에서 정수리까지 순환하는 것을 느껴라. 골반의 열림이 가장 깊숙한 신체 조직에까지 각인된다는 느낌으로 자세의 모양을 인지하면서 호흡해 보자. 호흡을 통해 생명으로 가는 입구가 넓어진다. 당신은 이제 생명의 입구가 된다.

테크닉에 관한 팁
- 사타구니가 심하게 당긴다면 무릎이나 허벅지 아래에 쿠션을 놓는다.
- 가슴을 더 열어젖히고 싶다거나 등에 통증이 느껴지는 경우, 척추를 따라 긴 원통형 베개를 놓는다.

요가 체험
1. 사타구니가 리드미컬하게 수축하면서 관계 중 고동치는 성기처럼 움직인다.
2. 수축할 때마다 몸속에서 폭죽이 터지면서 척추가 펴지고 가슴에 사랑과 자신감이 차오른다.
3. 숨을 쉴 때마다 성기와 심장 사이가 살아 있는 신성한 끈으로 엮인다.

"성적 에너지를 억제하면서 그 에너지가 끓어오르기 적합한 조건을 만드는 일은 과거로부터 물려받은 습관과 패턴을 극복하는 것을 의미한다. 사실, 우리가 원하는 것은 급하게 느끼는 단 몇 초의 오르가슴에서 벗어나 시간을 초월한 황홀경의 오르가슴, 신체가 물리적 한계에 대한 감각을 떠나 순전히 생명 에너지의 진동으로만 존재하는 상태를 경험하는 것이다."[13]

---

13 다이애나 리처드슨 Diana Richardson, 《슬로 섹스: 의식적인 섹스하기》, ⓒ AMALTA editions, 2013.

창조의 춤

동작(준비 자세)

1. 누워서 가슴을 무릎 쪽으로 당겨 끌어안는다.
2. 몸을 앞뒤로 자유롭게 흔든다.
3. 들숨에 몸을 뒤로 보내면서 무릎을 귀에 가까이 붙인다. 날숨에 몸을 앞으로 보내면서 발로 땅을 딛고, 머리는 무릎 사이로 떨어뜨린다.
4. 탄력을 받아 일어설 때까지 몸을 계속 앞뒤로 움직인다.

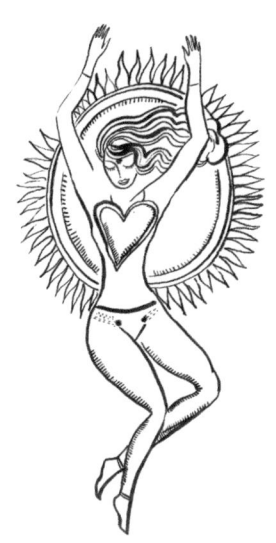

창조의 춤 추기(선 채로)

1. 선 채로 회음부를 몇 초간 수축하면서 엉치뼈 아래부터 정수리까지 척추를 따라 순환하는 수축을 느낀다.
2. 신이 나는 음악을 하나 골라, 골반을 자유롭게 해방시킨다는 느낌으로 춤을 춘다. 매초 자유롭게 즉흥적으로 동작을 바꿔 본다. 춤추면서 내 창조성을 발산한다.
3. 자연스럽게 몸을 움직이면 생명 에너지가 필요한 곳으로 흐르게 된다. 눈을 감고 춤을 춘다.
4. 5~11분 동안 춤을 춘다.

모든 불필요한 긴상감에서 벗어나 본능적으로 춤추며 하루를 시작한다면 어떤 모습일까? 당신의 말과 행동은 어떻게 달라질까?

마무리

7~10분간 사바사나 자세로 몸을 이완한다.

생식샘과 연결되는 적극적 명상

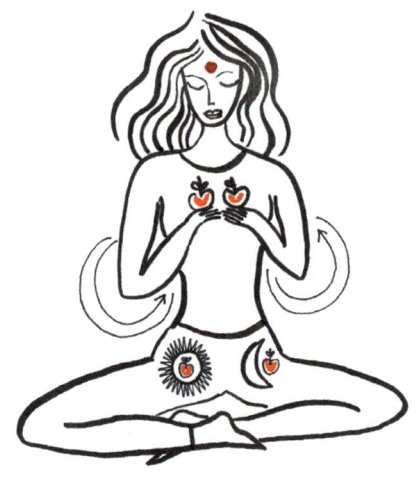

이 명상법의 도움을 받으면, 마치 두 행성처럼 공전하는 생식샘과 다시 연결되면서 창조적 에너지를 발산할 수 있다.

동작

1. 책상다리로 앉아서 팔을 접는다. 팔꿈치는 갈비뼈 아래쪽에 대고 손바닥은 하늘을 향한다.
2. 양 손바닥에 자두 한 알씩을 올려놓는다(꼭 자두가 아니더라도 손바

닥 크기에 맞고 즐겨 먹는 동그란 제철 과일이면 된다).
3. 오목한 접시 형태로 손가락을 붙이고 손바닥을 단단하게 유지하여, 신성한 과일을 정성스럽게 받친다.
4. 팔뚝이 안쪽으로 회전하면서 작은 원을 그리도록 한다. 심장 쪽으로 원을 그리며 움직인다.
5. 눈을 감고 제3의 눈, 아즈나에 집중한다. 눈을 감은 채로 두 눈을 모아 눈썹 사이에 있는 가상의 점을 응시한다.

쿤달리니 각성을 위한 가르침

손바닥에 놓인 자두의 무게를 느끼면서 생식샘의 밀도와 창조성의 무게를 아무런 거리낌 없이 세상에 내보여라.

호흡하면서 오른쪽 자두와 오른쪽 생식샘을 잇는 연결 고리를 만든다. 왼쪽 자두와 왼쪽 생식샘, 그리고 오른쪽 자두와 오른쪽 생식샘 사이의 연결 고리가 생긴다. 당당한 자세로 생식샘을 느끼면서 그 존재를 과감히 우주에 내보여라. 아주 오래 억눌려 있던 생식샘의 비밀, 순환적 시간[14]의 비밀, 은밀한 창조력의 비밀은 이제 금기에서 벗어나 자유롭다.

오른손의 오른쪽 생식선, 왼손의 왼쪽 생식선에 모두 똑같이 신경 써서 호흡한다. 팔꿈치가 회전하는 속도를 유지하면서 7~11분간 계속한다. 마무리하려면 숨을 들이쉬고 폐를 가득 부풀린 상태를 몇 초간 유지한다. 충만한 폐와 충만한 손을 느껴라.

그다음 자두(또는 다른 과일)를 천천히 먹으며 생식샘의 신비를 소화

---

14 생식샘은 여성은 평균 28일, 남성은 평균 72일 주기를 기반으로 생식세포를 만드는 생명 창조의 신비를 보여 준다.

시켜라. 당신을 위한 것을 창조하고 탄생시키는 능력을 흡수하라.

3분 동안 의식적으로 호흡하면서 몸이 보내는 모든 물리적·감정적·정신적 정보를 느껴라. 처음으로 인생을 경험하는 것처럼 맛, 질감, 액체 등을 전부 감각하면서 미소를 띠고 호흡하자. 탄트라*의 한 부분인 쿤달리니 요가에서 섹슈얼리티*는 우리 안에 존재하는 창조력이며 원동력이다.

- 함께 들으면 좋은 음악 : 데바 프레말Deva Premal, ⟨Om Namo Bhagavate Vasudevaya⟩. 이것은 해방의 만트라이자 무한히 큰 우주의 문을 통해 생명의 순환 주기에 들어가고 무한하게 작은 인간의 근심을 없애는 주문이다.

노래 제목의 의미를 풀어 보면 옴Om은 생명 근원의 소리, 창조 원리의 진동이며, 나모Namo는 '내맡김, 자신을 바친다'는 뜻으로 여기서는 우주를 창조하고 지구를 자전시키는 진동에 자신을 내맡긴다는 뜻이다. 바가바테Bhagavate는 무한소와 소우주*에 대한 경배에서 무한대와 대우주에 대한 경배로 나아감을 뜻하며 바수데바야Vasudevaya는 생명 보존 법칙의 진동을 말한다.

반복해서 만트라를 들으면서 최면에 빠져들면, 존재하고 창조할 수 있는 자유가 무한한 시간의 문이 열린다. 창조적 자유는 기쁨으로 가는 문이자 건강의 기둥이다.

"삶의 의미와 인간의 운명에 대해 사색하는 철학자들은 자연이 수고롭게도 그 답을 직접 우리에게 알려 주고 있다는 사실을 충분히 깨닫지 못했다. 자연은 우리가 이미 목적지에 도달했음을 분명한 신호를 통해 알리고 있다. 그 신호는 바로 환희다. 환희가 있는 곳에 언제나 창조가 일어난다. 창조가 풍부할수록 환희도 더욱 강렬해진다."_
앙리 베르그송 Henri Bergson

"만약 삶의 승리가 창조라면 우리는 인생의 존재 이유가 창조에 있다고(그러나 예술가나 학자의 창조와는 달리), 언제든 인간에게서 계속될 수 있는 창조에 있다고 가정해야 하지 않을까? 자기 자신에 의한 자기 창조, 적은 것에서 많은 것을, 무無에서 유有를 끌어내고, 세상에 있는 풍요를 끊임없이 더하려는 노력으로 인격을 확장하는 그런 창조에 있다고 말이다."_앙리 베르그송

마무리

1. 사바사나 자세로 몸을 이완한 채 새로운 기운은 깊게 들이마시고 묵은 기운은 깊게 내뱉는다. 7~10분간 지속한다.
2. 앉아서 몸을 그라운딩하고 '사트 남' 만트라를 챈팅하며 수련을 마무리한다.

씨앗 리추얼 : 내면의 결합과 계획의 수정

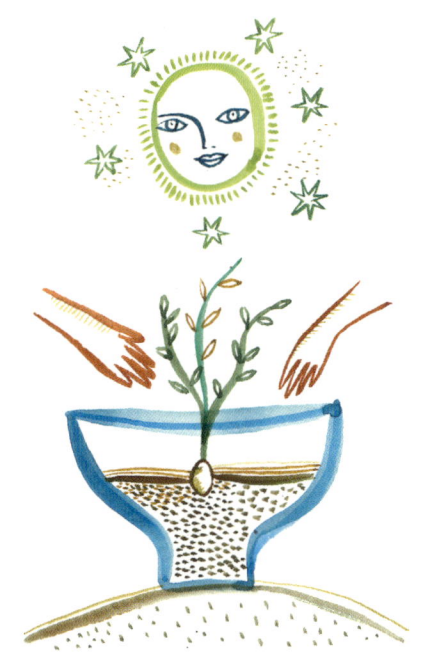

아마존에서 나와 남편의 몸이 영적으로 결합하면서 깊숙한 내면의 결합도 일어났다. 바로 내 안에 있는 여성성과 남성성이 결합한 사건이다. 모든 만물은 이 결합에서 태어날 수 있다.

준비물
- 씨앗 한 알(화분이나 정원이 없다면 먹을 수 있는 씨앗으로 준비)
- 작은 화분 하나(있는 경우)
- 초 혹은 라이터

진행 순서

1. 차분하게 앉아 초에 불을 켠다.
2. 왼손바닥에 골라 둔 씨앗 한 알을 올려놓는다.
3. 왼손은 아랫배에 위치시켜 무릎의 온기를 느끼도록 한다. 이때, 손바닥은 하늘을 향한다.
4. 오른손은 오른쪽 무릎 위에 편하게 올려놓는다.
5. 나를 기쁘게 하는 계획을 생각하면서 숨을 들이마셨다가, 왼손바닥에 숨을 불어넣는다. 하늘을 향해 뒤집은 손바닥은 우주와 생명이 선사하는 모든 형태의 풍요와 놀라움을 받아들일 수 있음을 나타낸다. 2분간 호흡에 집중한다. 이미 원하는 바가 실현된 것처럼 계획을 들이마신다. 계획을 상칼파 형식으로 읊어 본다. 예를 들면, "나는 창조적이다. 나는 몇 월 며칠에 이러이러한 계획을 실현한다……, 나는 사랑이다, 나는 서로 사랑하고 안정되고 조화로운 연인 관계에 있다……." 등이다.
6. 염원이 이루어지지 못하게 방해하는 의심과 장애물을 내쉬는 숨과 함께 머릿속에서 지운다.
7. 앉은 상태에서 오른손바닥을 천천히 왼손바닥 위로 가져온다. 오른손이 왼손과 수평하게 만나 왼손을 수정시킨다. 남성성의 상징인 우측이 여성성의 상징인 좌측을 잉태시킨다는 의미다.
8. 오른손으로 왼손을 누른다. 왼손가락을 오른손바닥 위에서 접고 오른손가락은 왼손바닥 위에서 구부린다. 수정된 씨앗의 기운을 깊게 들이마신다.
9. 에너지가 교합하면서 손바닥에서 피어나는 열기와 기운에 집중한다.
10. 싱갈파를 연달아 세 번 말한다.

11. 입술로 씨앗을 물고 침으로 적신다. 침을 통해 당신의 DNA가 씨앗에 각인되기 때문이다. 그다음 침이 씨앗에 잘 스며들 수 있도록 숨을 쉰다.
12. 화분이나 정원이 있다면 상징적으로 침에 젖은 씨앗을 땅에 심고, 상칼파가 이미 성취되고 있음에 감사한다. 화분이나 정원이 없다면 상칼파가 몸속에서 실현되도록 의식하면서 씨앗을 삼킨다.
13. 내면의 소우주에 새겨진 모든 것, 무한하게 작은 세포에 쓰인 모든 것은 이 세계, 대우주에서 구체화될 운명임을 기억한다.

리추얼을 하기 좋은 때

태양이 타는 빛으로 달을 따뜻하게 만드는 보름달*이 뜰 때, 내 안이 둘로 갈라진 것 같을 때, 너무 지쳐서 더 이상 무언가를 만들어 낼 수 없다고 느낄 때 이 의식을 실천하면 좋다. 외부에서 창조가 일어나려면 먼저 내면에서 사랑을 나누어야 한다. 그러므로 만물을 탄생시킨 사랑의 춤과 단절된 느낌이 드는 순간, 씨앗 리추얼을 실천하도록 하자.

쿤달리니 요가는 생명을 탄생시킨 사랑의 유희를 다시 배우도록 인도하는 초대장이다. 씨앗 리추얼을 통해 자신 안의 여성성과 남성성의 결합을 경험할 수 있다. 이 내면의 결합에서 모든 게 태어난다.

자궁의 숨결 : 근본으로 돌아가기

자궁의 숨결은 남자와 여자 모두에게 열려 있는 여성성이다.

내 몸을 거쳐 간 태아

"이 세계 너머에 있는 다른 곳, 미묘한 에너지의 은하계, 보이지 않는 우주에서는 모두 지구로 내려가 더욱 풍요롭게 물질에 대해 인식하고 사랑으로 충만한 인류로 사는 법을 배우고자 한다. 그리고 그 세계에 있던 나는 그 모험의 시작을 자궁에서 경험하기로 마음먹었다. 간단히 말해, 지구에 잠시 왔다가 다시 떠나는 것이 어떤 느낌인지 알고 싶었다."_에드메 고베르 Edmée Gaubert [15]

그렇다, 생명이 내 뱃속에 자리를 잡았다. 아니, 나는 이 생명을 낳고 싶지 않았다. 모든 것이 의미를 잃은 순간, 나는 그 뿌연 안개와 고통 속을 헤매면서 아마존에 있는 소중한 형제들, 에밀리오와 로물로에게 편지했다. 둘은 무조건적인 사랑을 담아 내게 주술과 요가를 권했고 지구에서의 경험을 위해 내 육신을 방문한 영혼에게 말을 걸어보라고 당부했다.

영혼과 대화를 한다고? 정말이지 아마존은 파리지앵으로서 가졌던 내 모든 신념을 계속 무너뜨리고 있었다……. 에밀리오와 로물로가 말하면 모든 게 그렇게 생생하고 신성하며 단순했다. 머리로는 차마 그들의 말을 이해할 수 없었지만, 가슴으로는 아마존에서 전해 오는 단어를 이미 전부 받아들이고 있었다.

결국 나는 의료적 절차, 요가, 아마존의 주술을 모두 활용해 자궁을 해방시키기로 결정했다. 의료적 절차는 나를 정신적으로 안심시켰고 신비한 의식은 영혼을 매혹했으며, 요가는 모든 신체적 장애와

---

[15] 인간관계 분야의 트레이너이자 심리치료사, 연설가 겸 작가이기도 하다.

금기를 녹여 버렸다. 그렇게 정신과 육체 그리고 영혼 사이에 구원의 연대가 형성되었고, 세 가지 수단 모두 각자의 영역에서 필요한 역할을 했다.

　마지막 병원 진료를 앞둔 나는 주르댕*Jourdain* 성당에서 성모 마리아에게 기도했다. 마치 오랜 친구에게 이야기하는 것처럼 말이다. 나는 비록 가톨릭 신자는 아니었지만 한 명의 여성으로서 원형과도 같은 성모 마리아를 지나칠 수 없었다. 나는 선택할 자유가 있음에 감사했다. 나는 생명을 거부한 것이 아니라 21세기의 여성으로서 누리는 자유에 응답한 것이라고 느꼈다. 몇 시간 뒤, 나는 배에 아무런 고통 없이 한 번의 날숨으로 자유로워졌다. 선명한 붉은색이 그날만큼은 부드러운 해방의 빛깔이었다.

　쿤달리니 요가를 하면서 생명에 대한 인식이 바뀐 덕분에 나는 '유산'을 경험하지 않을 수 있었다. 모든 게 진실이었고, 실제로 한 경험이었기에 하나도 거짓되지 않았다! 나는 자궁의 호흡을 온전히 경험했다. 함께 소통할 수 있는 의식적인 숨, 생명의 비밀을 간직한 의식적인 숨을 충만하게 느꼈다.

프라나야마 : 생명의 동굴 안에서 호흡하기

동작

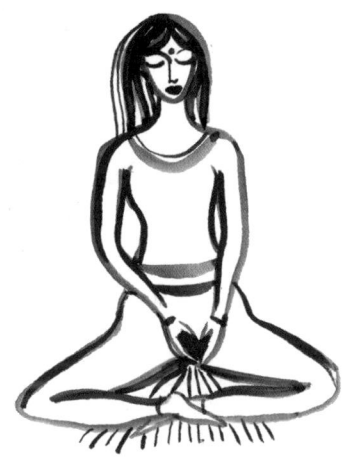

1. 시작하는 만트라를 챈팅한 다음 자리에 앉는다.
2. 엉덩이는 바닥에 붙이고 책상다리를 하고 앉아, 다리 사이에 손으로 삼각형을 만든다. 오른손 엄지와 왼손 엄지를 붙이고, 오른손 검지와 왼손 엄지를 붙여 삼각형 모양의 요니^{Yoni*}를 만든다. 이때, 삼각형 꼭대기는 땅을 향한다.
3. 8초 동안 숨을 마신다. 8초 동안 폐에 숨이 가득 찬 상태를 유지한다. 8초 동안 숨을 내쉰 다음, 폐에 숨이 빠진 상태를 다시 8초간 유지한다.
4. 천천히 깊게 코를 통해 호흡한다.
5. 신비함을 간직한 사타구니 사이로 숨을 보내듯 손의 형상을 유지하면서 호흡한다.
6. 눈을 감고 제3의 눈, 아즈나에 집중한다. 눈을 감은 채로 두 눈을 모아 눈썹 사이에 있는 가상의 점을 응시한다.
7. 가능한 정도에 따라 3분에서 11분간 계속한다.

요니 무드라 명상 : 생명의 시초로 되돌아가기

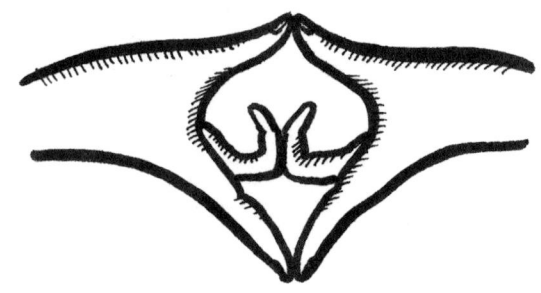

삶의 방향을 잃어버렸다고 느낄 때, 이 명상법은 생명의 근원으로 당신을 인도한다. 신비로운 자궁의 형상을 그려 보고 그 신비로움을 들이마시도록 도와줄 것이다.

모든 생명체는 요니의 조화 속에서 태어난다. 그러니 남자와 여자 모두 이 명상법의 도움을 받아 생식샘을 이완하고 신경계와 마음을 차분하게 가라앉힐 수 있다. 명상을 통해 자궁과 중요한 화해를 이룰 것이다.

동작

1. 차분하게 책상다리를 하고 앉아서 척추를 곧게 편다.
2. 당신을 지탱하고 있는 지구와 하나가 된 일체감을 느낀다. 깊게 호흡한다. 세상을 향해 가슴을 여는 느낌으로 숨을 마시고, 배를 집어넣어 사타구니 쪽으로 내려가는 것을 느끼며 숨을 내쉰다.

무드라
1. 엄지와 검지는 서로 붙여 땅을 향해 삼각형을 만든다.
2. 엄지손가락 끝이 서로 만나게 한다.
3. 검지손가락 끝이 서로 만나게 한다.
4. 다른 손가락은 깍지를 끼지 않고 그대로 접어서 삼각형 가운데에 하트 모양을 만든다.

시선
1. 두 눈을 감은 상태로 제3의 눈, 아즈나를 응시한다.
2. 삼각형 모양의 요니가 호흡하는 모습을 형상화해 본다.

호흡
1. 휘파람을 불거나 빨대를 무는 것처럼 입술을 동그랗게 오므리고, 폐가 가득 찰 때까지 입으로 숨을 마신다.
2. 코로 숨을 내쉬면서 배와 아랫배를 집어넣고 폐에 공기를 완전히 비운다. 내쉬는 숨에 '나의' 요니를 정화한다고 생각한다. 손으로 형상화한 당신의 동굴이 모든 종류의 부정적인 기운을 내뱉고 있다고 느껴 보자.
3. 입으로 마시는 숨에 자궁의 비밀을 들이마시면서 여성 에너지를 심장으로 끌어올린다.
4. 내쉬는 숨에 지구의 중심을 향해 사타구니에 있는 문을 연다. 3~11분간 이렇게 호흡한다.
5. 마무리할 때는 들숨에 폐가 가득 찬 상태를 5초간 유지하고, 날숨에 몸을 이완한다.

쿤달리니 각성을 위한 가르침

생명의 동굴이 감춘 비밀, 여성의 비밀을 파헤치고 들어가듯 호흡하라. 숨 쉴 때마다 여성에게 부여된 모든 금기가 제거된다. 나를 탄생시킨 경이로운 동굴과 불화하면서 행복하게 살 수 있을까? 우리 모두에게 최초의 안식처였던 자궁에 대해 불안감을 느끼면서 평화롭게 사는 게 가능할까?

남녀라는 이원성에 갇히지 않고, 여성 그리고 남성 모두 하루빨리 여성성과 화해하는 작업을 시작해야 한다. 요니라는 상징을 의식한 채 호흡하기만 하면 된다.

명상을 하기 좋은 때

자기 삶에 대한 통제력을 완전히 잃어버렸다는 느낌이 든다면, 이 명상법이 적격이다. 통제력을 잃어버렸을 때는 자신보다 더 큰 무언가 혹은 무한함이나 생의 원천에 모든 걸 맡기는 방법밖에 없다. 생식샘에 긴장이 느껴지거나 성기능에 장애가 생겼을 때도 이 명상을 할 수 있다.

"자궁이 겪어야만 하는 일이 일어나고 있다는 사실이 너무나 분명했으므로, 내 육체를 잠시 방문한 영혼의 손을 잡고 자궁 속으로 빠져들 수밖에 없었다. 우리 사회에서 아직까지 낙태가 갖는 부정적인 인식과는 다르게, 나는 쿤달리니 요가를 만나 이 사건을 생명의 경험으로 받아들일 수 있었다."[16]

---

16 작가의 여행 노트에서 발췌.

테크닉에 관한 팁
- 접지면은 편안하고 안정적이어야 한다. 다리가 뒤틀리거나 불편한 자세로 앉지 말자. 필요하다면 쿠션을 사용해 자세를 조정한다.
- 시간은 본인의 컨디션에 따라 1분, 3분, 5분, 7분, 11분으로 점차 늘린다.

요가 체험
1. 손가락으로 자궁을 형상화하면서 무한성을 경험할 수 있다.
2. 이 무드라는 자궁 중심에 위치한 심장을 형상화한 것으로 만물이 사랑에서 태어남을 상징한다. 찬찬히 시간을 갖고 자궁의 심장을 바라보자. 심장을 바라보는 행위는 자궁 그리고 신성한 여성성과 상징적으로 화해하는 행위다.

마무리
1. 사바사나 자세로 몸을 이완한 채 새로운 기운은 깊게 들이마시고 묵은 기운은 깊게 내뱉는다. 7~10분간 지속한다.
2. 앉아서 몸을 그라운딩하고 '사트 남' 만트라를 암송하며 수련을 마무리한다.

'신비한 손' 리추얼

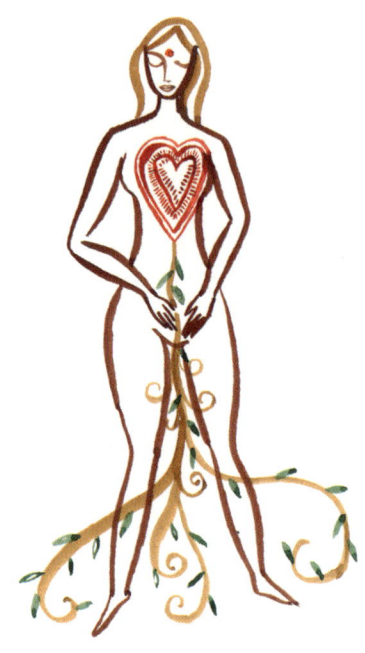

'신비한 손' 리추얼은 자신의 촉각을 활용한 '의식적 터치(만지기)'의 힘을 경험할 수 있도록 인도하는 초대장이다. 의식적인 터치는 자신의 호흡과 의지로 움직이는 손길이다. 몸 상태에 따라 혹은 숨을 불어넣고 싶은 상처(학대, 수술 후유증, 질병)에 따라 이 리추얼을 자유롭게 적용할 수 있다. 평화가 필요한 신체 부위에 손을 대고 의식을 행한다. 이와 같이 자신의 몸을 부드럽고 의식적으로 만지는 행위는 '해방의 힘'을 가지고 있다. 손길이 닿은 신체 부위는 망각과 금기의 감옥에서 자유로워진다. '의식적 터치'는 섬세한 소통을 이끌어 내는데, 개인적으로는 나를 지나간 영혼과 여성성과의 소통을 도와주었다.

준비물

- 초(되도록이면 흰색)
- 인센스 스틱이나 화이트 세이지
- 성냥 혹은 라이터
- 깃털
- 라벤더 에센셜 오일이 함유된 마사지용 참깨 오일 혹은 마사지용 라벤더 오일
- 생명을 받아들이고 낳길 희망한다면 에센셜 오일이 아닌 마사지용 로즈 오일을 준비한다. 본인이 바라는 해방에 따라 적절한 에센셜 오일이 무엇인지 미리 알아본다.

동작

침대나 바닥에 눕거나 또는 자연(야외)에 눕는다.

진행 순서

1. 초에 불을 켠다.
2. 화이트 세이지 혹은 인센스 스틱에 불을 켠다.
3. 깃털로 가상의 원을 그리고 그 안에 들어가 눕는다.
4. 깃털이 없다면 검지[17]로 가상의 원을 그릴 수 있다.
5. 손을 촛불에 가져다 대고 따뜻하게 한다.
6. 오일을 손에 바른다.
7. 눕는다.

---

17 아유르베다*Ayurveda*(고대 인도의 전통 의학)에 따르면 검지는 공기 원소와 관련이 있다.

8. 아랫배 혹은 원하는 신체 부위를 마사지한다.
9. 아랫배로 숨을 들이마시고 내쉬면서 자궁 그리고 요니와 호흡을 통한 소통을 시작한다.
10. 어떤 금기도 없이 자유롭게 단어와 생각들이 떠오르도록 기다리자.
11. 치유되었고 여성성과 화해할 수 있음에 '감사'하는 마음이 들도록 기다리자.

"선택할 기회를 주셔서 감사합니다. 생명의 수태를 느낄 기회를 주셔서 감사합니다. 내 선택을, 내 거절(No)을 받아 주셔서 감사합니다."

매일 저녁 나는 흰 초에 불을 켜고 라벤더 오일로 아랫배를 마사지했다. 손으로 어루만지면서 배에 감사하고 배 안에서 진동하는 모든 것에 감사했다. 호흡하면서 나를 거쳐 갈 그 영혼에게 작별 인사와 감사를 보냈다. 날숨에 자유로운 해방을 시각화했다. 영혼과 자연적으로 분리될 때까지 매일 저녁 내 배에게 감사를 표했다. 초반에는 아무 일도 일어나지 않은 적도 있어 힘들었다. 하지만 점차 평화와 사랑의 감정이 안정적으로 자리 잡기 시작했다.

'영혼의 방문'이라 할 만한 그 경험은 의식적이고 행복한 임신을 향해 나아가는 단계였다. '노^{No}'라는 대답을 통해 미래의 '예스^{Yes}'에 대한 진정성과 열정을 확신하게 되었다. 자궁의 숨을 확장시킬 한 번의 '예스' 말이다. 그로부터 6년 후 임신 초기에 나는 신성한 동굴에서 이루어지는 프라나야마 호흡으로 내 안에 숨어 있는 뜨겁고 축축한 고치에 평화를 이루었다.

창조성을 발휘하고 몸을 정렬하자! 자신의 숨결은 오직 자신을 위해서만 일하며 내면의 마법이 발휘되도록 항상 우릴 기다리고 있다.

리추얼을 하기 좋은 때

우리 몸의 일부가 고통, 경색, 마비 같은 강한 메시지를 보낼 때 즉각 이 리추얼을 실천해 보자. 육체적 기억 안에서 호흡할 준비가 됐다고 느껴지는 순간 이 의식을 시도한다.

풍요 : 빛나는 광채와 부를 끌어오는 법

풍요로움은 불과 연결되며 용기, 분별, 광채를 의미한다.

"자신이 누구이고 무엇인지 이해한 순간, 광채가 뿜어져 나와 우주의 빛에 투사되고, 당신을 둘러싼 모든 게 창조성과 기회로 가득하게 된다."_요기 바잔

진정한 풍요는 내면에 존재한다

내게 쿤달리니 요가의 중요한 가르침 중 하나는 바로 돈이 에너지라는 사실이다. 자유롭게 순환하는 긍정적인 에너지 말이다. 이 에너지의 흐름은 단순히 '유로'나 '달러'라 이름 붙이기 어렵고, 주가에 영향을 받지도 않는다. 이 흐름의 이름은 번영이고 끌어당김의 법칙을 따른다. 당신은 자신이 발산하는 기운을 자석처럼 끌어당긴다. 결국 나라는 존재가 내뿜는 광채가 풍요의 핵심이다.

장애인 고용을 위한 협회에서 내가 하는 주요 활동도 기금 마련이다. 수단으로서의 돈은 우리가 매일 마주하는 문제다. 쿤달리니 요가의 신비를 탐색하면서 자금을 모금하는 원동력 또한 바뀌었고 자연

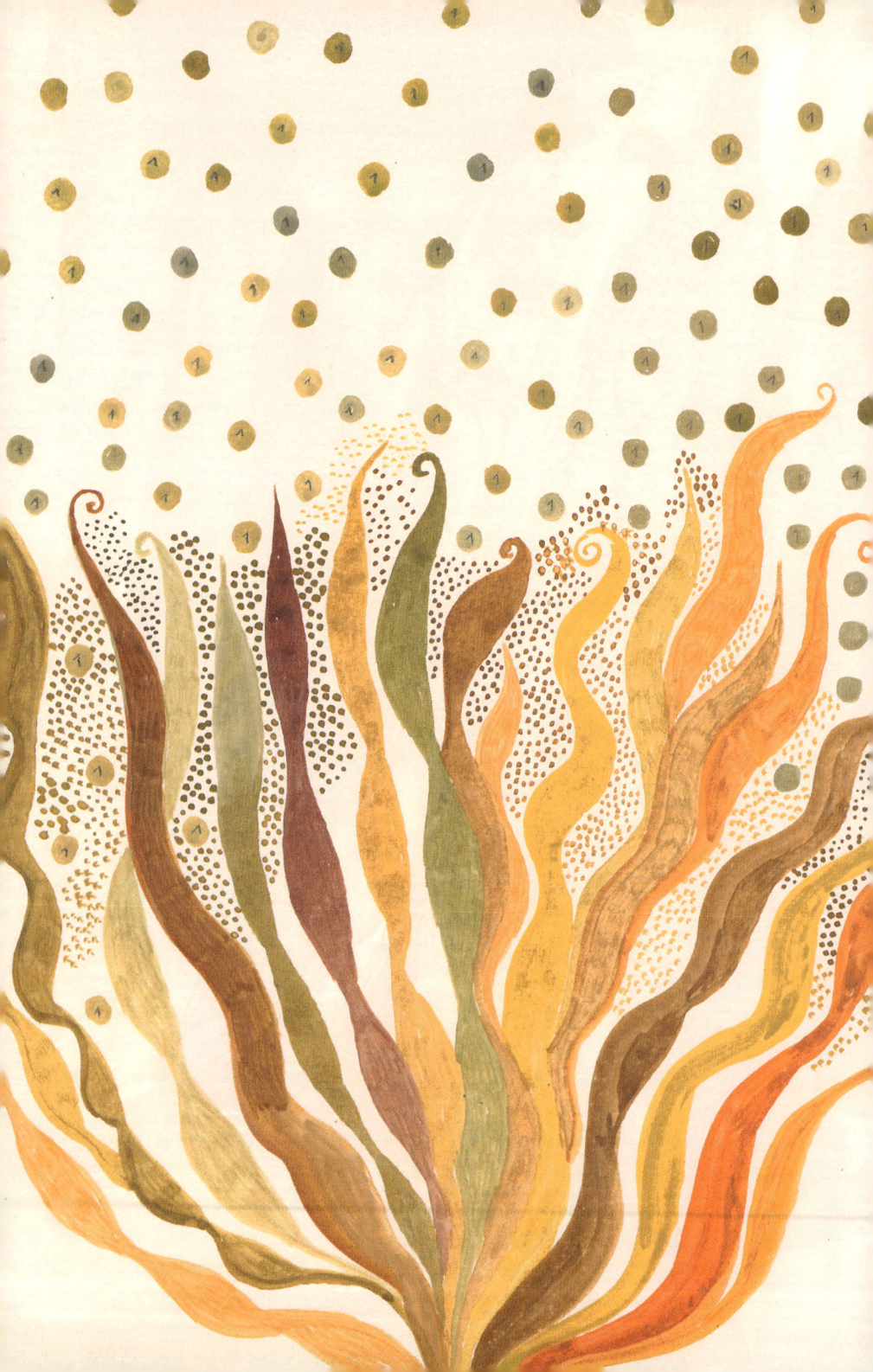

스럽게 더욱 수월한 방향으로 발전했다. 더는 수치화되고 개인적인 (제한적) 목표가 주는 외부의 압력을 느끼지 않았다. 대신 무한한 성장 (비제한적)이 지닌 내면의 추진력을 얻게 되었다.

이러한 관점에서 보면 나는 개인적 목표를 넘어섰다. 개별성은 목표가 될 수 없다. 경직된 개인적 목표에서 벗어나 동적인 비개인적 목표가 자리 잡았다. 목표는 하나의 게임이자 한 단계 넘어서기 위한 기회일 뿐이다. 그럼으로써 공익을 위해 일하는 창업가 정신이 드러난다고 본다. 얼마나 좋은가! 돈을 사회적·직업적으로 받는 개인의 압박이 아니라 만물이 추는 춤이라고 느껴 본 적이 있는가? 번영이 태어날 때부터 주어진 권리라고 생각해 본 적 있는가?

프라나야마 : '나의 불 속에 숨 쉬기'

1. 시작하는 만트라를 챈팅한 다음 다음 자리에 앉는다.
2. 엉덩이는 지면에 붙인 다음, 왼손바닥은 배꼽에 놓고 오른손바닥으로 왼손을 덮는다.
3. 눈을 감고 제3의 눈, 아즈나에 집중한다. 눈을 감은 채로 두 눈을 모아 눈썹 사이에 있는 가상의 점을 응시한다.
4. 불의 호흡을 시작한다.

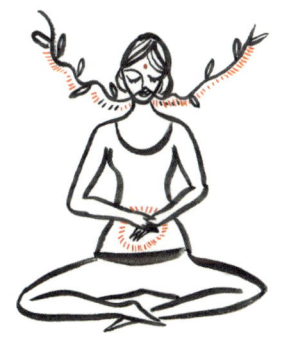

불의 호흡

1. 코로 강하게 숨을 내쉬면서 호흡하기 시작한다. 부드럽게 코를

풀거나 혹은 작은 먼지를 빼내듯이 숨을 내쉰다.
2. 내쉬는 숨에 배꼽에서 맥박이 뛴다. 내쉴 때마다 배꼽이 척추 쪽으로 들어가면서 박동한다. 짧게 숨을 마신다. 박자에 맞춰 규칙적으로 호흡한다. 입을 살짝 벌려 얼굴을 이완한다.
3. 눈을 감고 제3의 눈, 아즈나에 집중한다. 눈을 감은 채로 두 눈을 모아 눈썹 사이에 있는 가상의 점을 응시한다.
4. 왼손바닥 아래에서 진동하고 춤추는 배꼽을 느낀다. 몸 전체에 소화를 촉진하는 불의 에너지가 퍼지는 것을 느낀다. 당신이 빛나는 것을 막고 풍요를 끌어당기지 못하게 방해하는 모든 요소를 완전히 소화시킨 다음 배설하도록 한다.
5. 가능한 정도에 따라 3분에서 11분간 계속한다.
6. 마무리할 때는 숨을 가득 들이마시고 항문, 회음부, 배꼽을 수축한다. 힘차게 숨을 내뱉는다.

궁수 혹은 평화로운 전사 자세

용기와 참된 빛의 자세다. 세상을 향해 빛나겠다는 용기 없이 어떻게 풍요를 끌어당길 수 있겠는가?

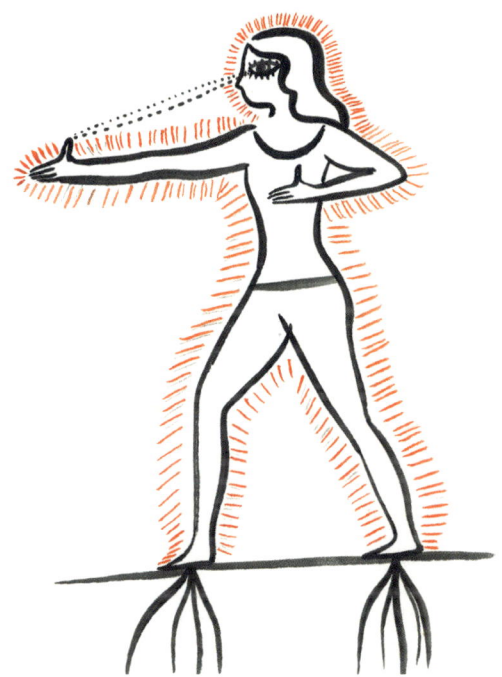

동작

1. 일어나 두 발을 모으고 깡충깡충 뛰면서 몸을 활성화하고 활력을 돋운다.
2. 3분간 계속하면서 머리부터 발끝까지 모든 세포가 튀어 오르는 것을 느낀다. 다리와 어깨가 불필요한 긴장으로부터 해방됨을 느낀다.

3. 그대로 선 상태에서 다리를 약 1미터 간격으로 벌린다. 오른발을 앞에 놓고, 발가락은 오른쪽 무릎과 일직선상에 놓이도록 앞을 향해 둔다. 왼발은 뒤에 놓은 채 바깥을 향하고, 발가락도 왼쪽을 향한다. 오른쪽, 왼쪽 발뒤꿈치를 일직선상에 두어서 엉덩이 균형을 잡아 준다.
4. 상체를 곧게 유지하면서 체중을 앞으로 가져온다. 오른쪽 무릎은 오른쪽 발가락과 같은 방향으로 접힌다.
5. 팔은 어깨와 일직선이 되도록 지면과 평행하게 앞으로 뻗는다. 양 손바닥을 마주 대고, 열 손가락을 모두 붙인다. 심장에서 뻗어져 나온 두 손을 모으고 잠시 호흡한다. 팔은 계속 뻗은 상태로 양손은 각각 주먹을 쥔다. 오른손은 마치 활을 쥔 것처럼 계속 주먹을 쥐고 있다. 왼팔은 뒤로 당긴다. 마치 가슴을 펴면서 활시위를 당기듯 팔꿈치를 지면과 수평하게 접는다. 오른손 엄지손가락을 하늘로 치켜세운다. 왼손 엄지손가락도 치켜세운다. 턱을 집어넣어 척추를 바르게 펴 준다.
6. 두 눈을 뜨고 마치 목표를 조준하듯 오른손 엄지손가락에 시선을 고정한다. 코로 길고 깊게 호흡한다. 처음에는 3분 동안 그리고 점차 시간을 늘려 11분까지 자세를 유지해 본다.
7. 방향을 바꿔 준다.
8. 왼쪽과 오른쪽 모두 똑같이 집중하고 호흡하면서 자세를 연습한다.

쿤달리니 각성을 위한 가르침

시야를 맑게 하면서 머리끝부터 발끝까지 작용하는 자세의 풍요를 느끼며 호흡하라. 뿌리내림의 힘, 지구에 자석처럼 박힌 발의 힘을 느끼자. 이 힘이 다리를 순환하고, 몸통을 강화하면서 흉곽이 자연스럽게 열린다. 뿌리의 힘이 자신감을 순환시키면서 척추, 나아가 자신의 존재 전체를 늘린다. 활의 형상을 유지하면서 가슴에 에너지를 퍼뜨리고, 그곳에서부터 나오는 광채로 빛나는 자신을 느껴라. 동시에 엄지손가락을 바라보면서 시야가 점점 또렷해지면 전사의 불이 분별력과 공정함을 가져다준다.

이 평화로운 전사의 이미지가 가슴에 각인될 때까지 자세를 유지하며 호흡하라. 숨을 쉴수록 전사로 거듭나고, 뿌리내리고, 태양 같은 눈이 빛난다. 환하게 빛나면서 광채를 뿜도록 하라. 더 빛날수록 더 많은 풍요가 당신을 알아보고, 더 많은 풍요가 다가올 것이다!

테크닉에 관한 팁
- 허리의 아치가 휘지 않고, 몸이 잘 뿌리내릴 수 있게 회음부와 항문 근육을 살짝 조인다.
- 입은 부드럽게 벌린다. 턱이 닫히면 가슴이 움츠러들고 골반도 닫힌다.

요가 체험
권력과 명예라는 개념 때문에 빛이 오염된 사회에서는 이 궁수 자세가 자신의 위대함을 더 편하게 받아들일 수 있게 도울 것이다. 자신의 위대함을 인정하고 받아들일 때 풍요가 찾아온다!

'춤추는 풍요의 잔' 명상

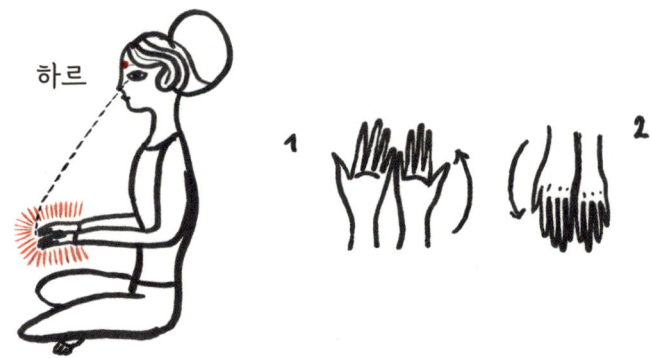

동작

1. 척추를 곧게 펴고 자리를 단정히 하고 편안하게 앉는다. 턱은 가볍게 집어넣는다. 이 명상을 잘 수행하기 위해 뿌리를 내리듯 접지면에 단단하게 몸을 고정하고 정렬시킨다.
2. 눈을 거의 감듯이 가늘게 뜨고 코끝을 바라본다.
3. 손의 움직임을 관찰하며 그 동작이 당신 안에서 춤추도록 한다.

춤추는 무드라

1. 두 손이 풍요의 잔이라는 신성한 모양을 형성하면서 춤추게 된다. 양손을 서로 가까이 붙여서 잔 모양을 만들고 손바닥은 가슴 높이에서 하늘을 향하게 둔다.
2. 코로 들이마시고 입으로 내쉰다. 하늘을 향해 잔을 연다는 느낌으로 손바닥에 숨을 내쉰다. 생명이 예정해 둔 모든 형태의 풍요를 받아들일 준비가 되었음을 느끼면서 호흡한다.
3. 살아 있는 잔을 바치고 그 잔이 우주에서 진동할 수 있도록 번

영을 위한 만트라와 구체를 만드는 손동작을 결합한다.

무드라 동작
1. 두 손으로 잔 모양을 만들고 서로 부딪혀 튕기면서 춤추는 잔의 형상을 만든다.
2. 손바닥이 하늘을 볼 때 새끼손가락과 손바닥 밑부분을 서로 튕긴다.
3. 손바닥이 땅을 바라볼 때 양 검지와 엄지가 서로 튕긴다. 이 리드미컬한 동작과 만트라의 진동이 합쳐져 예부터 널리 알려진 우주의 신호로 작용한다.

만트라 챈팅
1. '하르 하르 *HAR HAR*' 만트라를 낭송하며 동작에 리듬을 부여한다. '하르*Har*'는 비자 만트라로 특히 번성의 종자를 지닌 씨앗 만트라를 의미한다. '하르' 진동은 환상을 무너뜨리고, 자신의 현실을 창조하고 몰두하는 힘을 키운다. 소리는 배꼽에서 나온다.
2. 3분에서 11분간 계속한다.

쿤달리니 각성을 위한 가르침

두 손이 풍요의 잔을 그린다고 상상하라. 양 손바닥이 하늘을 향하고 아래쪽에서 부딪힐 때마다 내가 활짝 피우기 위해 필요한 모든 자원이 손바닥에 있음을 느껴라. 하늘로부터 사랑, 건강, 돈과 같은 삶의 모든 선물을 담고 있는 모습을 그려 보라. 양 손바닥이 땅을 향하고 위쪽에서 서로 부딪힐 때 모든 부를 내 품 안에 받는다고 상상하라. 모든 부는 골반에 흡수되어 내 것이 되었다.

테크닉에 관한 팁

- 리듬을 가지고 일정한 속도로 노래하여 긍정적 신호를 우주에 보낸다.
- '하르' 만트라를 진동시킬 때 혀끝은 마치 박자를 맞추는 듯이 입천장을 가볍게 때린다.
- 신성한 소리, '하르'에 따라 고동치는 배꼽을 느낀다. '하르' 소리가 한 번 울릴 때마다 배꼽을 살짝 척추 쪽으로 당기면서 맥이 뛰듯 움직인다.

- 함께 들으면 좋은 음악 : 심란 카우르 칼사와 구루* 프렘^{Simran} $^{Kaur\ Khalsa\ \&\ Guru\ Prem}$, ⟨Tantric Har⟩

마무리

1. 사바사나 자세로 몸을 이완한 채 새로운 기운은 깊게 들이마시고 묵은 기운은 깊게 내뱉는다. 7~10분간 지속한다.
2. 앉아서 몸을 그라운딩하고, '사트 남' 만트라를 암송하며 수련을 마무리한다.

풍요를 위한 '수표' 리추얼

'우주의 수표'. 풍요는 생의 중요한 축을 이룬다. 자연을 보면 어느 하나 부족한 것 없이 완벽한 균형을 이루고 있다. 돈, 사랑, 시간, 건강, 기쁨 등 모든 형태의 풍요를 자신에게 허락하자. 이는 단지 당신의 자연권을 되찾는 것에 불과하다.

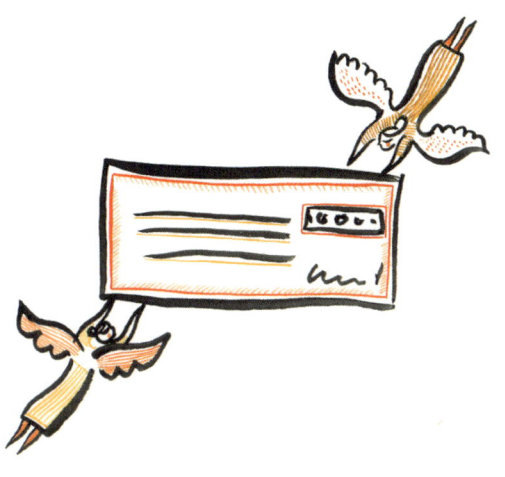

준비물

- 초(되도록이면 흰색)
- 인센스 스틱이나 화이트 세이지
- 수표책에서 뜯은 수표 한 장(풍요를 허락하는 자는 바로 당신이다. 부를 향한 길은 다른 누구도 아닌 당신 자신에게 달려 있다.)
- 연필

진행 순서

1. 조용한 장소를 찾아 편하게 앉는다. 초에 불을 켜 당신만의 신비로운 공간을 만든다. 향이나 스머지 스틱에 불을 붙여 신성한 공간을 정화한다.
2. 깊게 심호흡한다. 숨을 들이쉴 때마다 가슴에 자신감이 차오르는 것을 느낀다.
3. 수표를 가슴에 올려놓는다. 수표와 함께 잠시 숨을 들이쉬고 내

쉬면서 당신이 원하고 받아야 할 것을 머릿속에 그린다.
4. 글자로 표기하는 지불 금액 기입란에 '나는 풍요롭다, 나는 XXXX을 수령한다.'라고 적는다. 당신이라는 존재가 만개하고 빛나는 데에 필요한 모든 걸 적는다. 제한 없이 원하는 만큼 적는다. 당신의 계획을 실현하는 데에 도움이 되는 모든 것을 적는다. 문장은 종합적이고 구체적이고 긍정문이어야 한다.
5. 숫자로 표기하는 지불 금액 기입란에 구체적 계획에 상응하는 정확한 액수 혹은 '수취함'이라고 적는다.
6. 받는 사람 기입란에 당신의 성명과 출생 일자를 적는다.
7. 서명란에 '우주, 풍요의 법칙, 신, 생명, 수호천사 혹은 락슈미 Lakshmi18' 중 하나를 적는다. 직관대로 고르거나 당신에게 가장 의미가 큰 존재를 선택하면 된다.
8. 날짜 기입란에는 '지금 그리고 여기'라고 적는다.
9. 중요한 마지막 단계는 수표를 현금화할 수 있도록 뒷면에 양도를 승인하는 내용을 적는 것이다! 수표 뒷면에 서명하고 다음과 같이 적는다. '우주, 수호천사, 신, 생명, 내게 영감을 주는 지도자에게 감사합니다.' 마찬가지로 내면에서 가장 크게 공명하는 존재를 선택하여 쓰고, 이 보이지 않는 존재와 서로 끌어당기는 관계가 형성되게 한다.
10. 수표를 가슴 앞에 들고 깊게 호흡한다. 계속 호흡을 유지한 채, "나는 풍요롭습니다. 나의 모든 필요는 채워졌습니다. 감사합니다."라고 속으로 세 번 반복한다.
11. 원하는 만큼의 풍요를 이미 받은 기분으로 수표를 지갑에 넣는

---

18 부귀와 번영의 인도 여신.

다. 만약 수표를 새로 작성하고 싶다면 이전 수표는 태우거나 땅에 묻도록 한다.

리추얼을 하기 좋은 때

초승달이 뜨고 난 후, 48시간 이내가 가장 이상적이다. 초승달은 여러 가능성을 품은 새로운 주기의 시작을 나타낸다. 자연의 순환적 시간* 관념에서 발생하는 공시성*(카를 융이 제창한 개념, 미묘하게 관련된 다수의 사건이 동시에 발생할 때, 이를 단순한 우연의 일치가 아닌 비인과적 법칙에 의해 생겨난 현상으로 바라본다—옮긴이)을 직접 경험해 본다. 혹은 필요할 때마다 바로 실천해도 좋다!

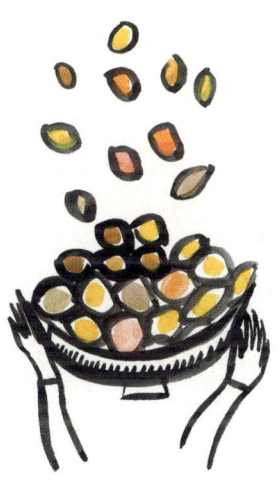

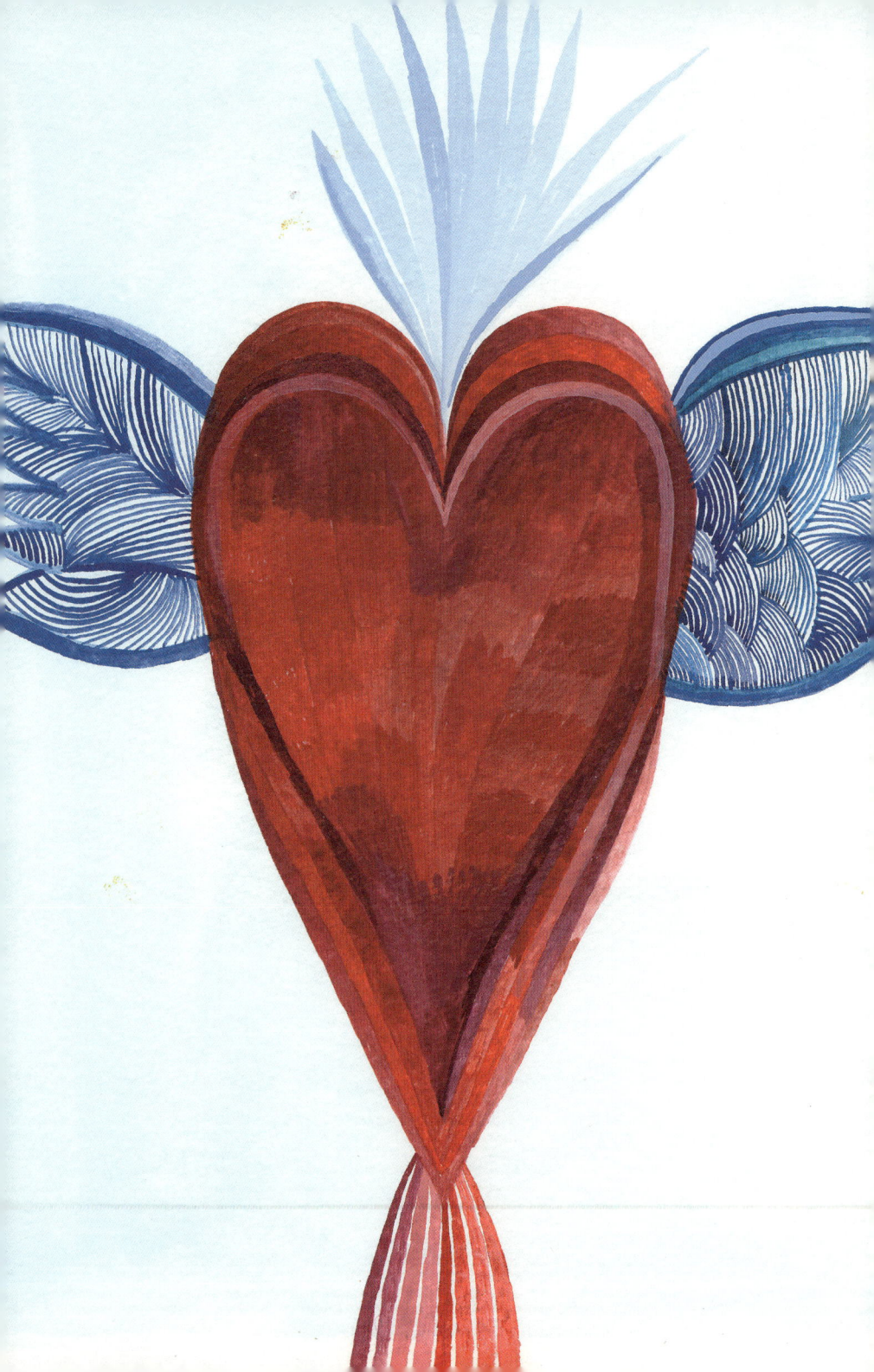

이별 : 상처받은 마음 치유하기

공기와의 연결은 곧 가벼움, 가동성, 자유와의 연결이다.

이별은 새로운 나로 다시 태어나는 일

아마존에서 결혼식을 올리고 돌아온 남편과 나는 가족과 함께 파리에 모여 우리의 결합을 축하했다. 나는 강렬한 행복감에 취해 둥둥 떠다녔다. 그런데 너무 강렬했던 탓일까? 아니면 헛된 환상이었나? 남편은 몇 주 만에 나를 떠났다. 강렬한 행복은 비눗방울처럼 한순간에 톡 터져 버렸다. 우리의 길은 서로 다른 방향으로 갈라졌고, 나도 두 갈래로 쪼개졌다. 가슴이 찢어졌다. 가시 수만 개가 날아와 심장에 박히는 기분이었다. 흉곽이 마치 답답한 갑옷처럼 날 옥죄었다. 숨을 쉴 때마다 고통이었고 더는 잠도 들지 못했다. 자는 동안에도 숨이 막히고 괴로워서 완전히 기진맥진했다. 텅 빈 것처럼 공허했고 그 공허에 잠식되었다.

하지만 결국 삶이 나를 다시 일으켜 세웠고 숨 쉬게 했다. 그 고통스러웠던 시기에 나는 쿤달리니 요가를 가르쳐 보지 않겠냐는 제안을 받았다. 우주는 내게 새로운 공기를 불어넣었을 뿐만 아니라 다른 사람들의 호흡까지 돕도록 이끌었다. 프라나의 부름을 듣고 관계를 향한 애도에서 빠져나올 수 있었다. 그 부름은 다시 태어나고, 약동하는 생명을 따르고, 끝난 관계를 받아들이라는 신호였다.

프라나야마 : 영원한 심장 박동 되살리기

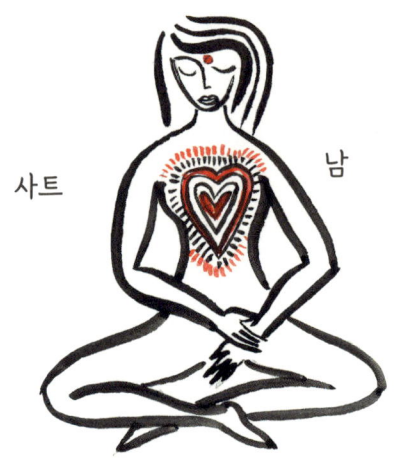

사트   남

내면이 죽어 간다고 느끼는 순간, 숨이 가빠 온다고 느끼는 순간, 너무 고통스럽거나 무감각한 나머지 심장이 더는 뛰지 않는다고 느껴지는 순간, 프라나야마는 천천히 생명의 템포를 되찾기에 좋은 호흡법이다.

동작
1. 책상다리를 하고 앉아 시작하는 만트라를 암송하면서 호흡을 한다.
2. 엉덩이는 바닥에 붙인다.
3. 들숨에 사타구니에서부터 정수리 끝까지 숨이 순환할 수 있도록 척추를 곧게 편다. 턱을 집어넣어 겸허함*을 나타낸다. 마음을 열고, 가슴을 크게 부풀려 품위를 나타낸다.

4. 눈을 감고 제3의 눈, 아즈나에 집중한다. 눈을 감은 채로 두 눈을 모아 눈썹 사이에 있는 가상의 점을 응시한다.
5. 맥박을 짚는다. 오른손가락으로 왼쪽 손목의 맥을 짚어 본다. 왼손 혈관을 따라 오른손가락 끝을 모아 가져다 댄다.
6. 심장의 리듬으로 뛰고 있는 생명의 강물을 따라 호흡한다. 심장 박동에 맞춰 '사트 남' 만트라를 속으로 암송한다. 심장이 한 번 뛸 때 조용히 '사트'를 암송하고 심장이 다시 한번 뛸 때 속으로 '남'을 암송한다.
7. 3분간 계속한다. 차츰 시간을 늘려 최대 11분 동안 진행한다.

쿤달리니 각성을 위한 가르침

씨앗 만트라인 '사트 남' 만트라는 당신을 다시 되살릴 비밀을 간직한 소리다. '사트 남'은 '참된 자아(참된 본성)'을 의미한다. 그런데 지구상에서 당신의 유일한 참된 본성이 다른 어떠한 허구의 자아도 아닌, 심장의 박동이라면 어떨까?

만트라의 반복은 일종의 최면처럼 작용한다. 이 반복은 마음을 가라앉히고, 근심을 없애며 감정적 기복을 다스린다. 심장 박동 외에는 아무것도 존재하지 않는다. 당신은 심장의 박동 자체이고, 당신은 살아 있다. 생의 파동은 현 순간의 파동이다. 이 파동은 외부의 선형적 시간*으로 인한 고통을 눈 녹듯 사라지게 한다. 과거, 현재, 미래라는 시간에서 비롯된 불안을 잠재운다. 어긋난 약속으로 놓친 시간을 해체시킨다. 모든 것은 내면의 시간성에 따라 정렬된다.

심장 박동은 유기체적 시간, 원형적 시간, 세포의 재생 시간, 생명의 시간을 당신에게 일깨운다. 심장 박동으로 당신에게도 타고난 박자 감각, 생명의 속도에 동기화된 감각이 있음을 알 수 있다. 심장이 계속해서 뛰는 한, 그 누구도 당신에게 박자 감각이 없다고 운운할 수 없는 셈이다!

해방의 북

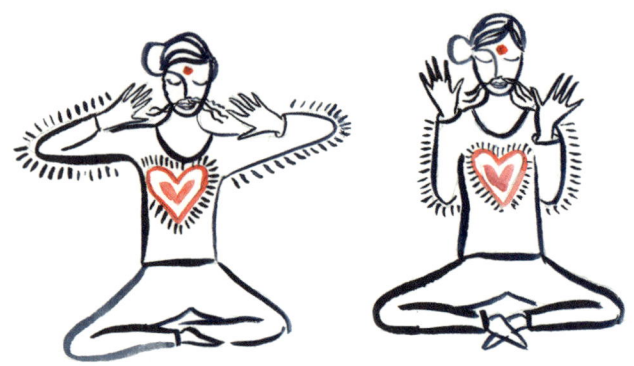

마음을 해방시키는 리드미컬한 운동!
흉곽을 해방시키는 리드미컬한 운동!
부활을 축하하는 리드미컬한 운동!
생명의 북이 되어 보자!

동작

1. 앉은 자세로 영적인 오리 춤을 추는 자신을 상상한다.
2. 편안하게 앉아 호흡하면서 척추를 곧게 편다.
3. 엉덩이를 부드럽게 움직여 접지면을 안정시킨다. 접지면이 안정되고 땅이 엉덩이 아래를 잘 받쳐 줘야 역동적인 동작을 제대로 수행할 수 있다.

4. 오리 춤을 추듯이 팔꿈치를 접는다. 팔꿈치는 지면과 수평하게 들고, 손은 어깨높이로 들어 올려 겨드랑이를 활짝 열어 준다. 겨드랑이가 숨 쉬게 한다. 손가락 끝까지 손을 쫙 편다. 팔꿈치를 올렸다가 내리면서 갈비뼈를 두드린다. 팔꿈치로 춤을 춘다.
5. 눈을 감고 제3의 눈, 아즈나에 집중한다. 눈을 감은 채로 두 눈을 모아 눈썹 사이에 있는 가상의 점을 응시한다.

코로 호흡하기

1. 들이쉬면서 팔꿈치를 올리고 손은 어깨높이로 올린다.
2. 내쉬면서 손은 계속 어깨높이를 유지한 채, 팔꿈치를 내리면서 갈비뼈를 두드린다. 숨이 빨라지면서 점차 불*(생명의 다섯 가지 근본 원소 중 하나, 제3 차크라가 위치한 배꼽과 관련이 있다—옮긴이)의 호흡을 한다. 내쉬는 숨에 배꼽이 척추 쪽으로 당겨지면서 고동친다.
3. 3~7분간 계속한다.
4. 마무리할 때는 들이쉬면서 팔꿈치를 지면과 수평하게 들고 턱을 목 쪽으로 당긴 다음, 폐에 숨을 가득 채워 유지한다. 가슴과 심장은 생명으로 가득하다. 숨을 내쉬고 자세를 푼다.

쿤달리니 각성을 위한 가르침

팔꿈치로 갈비뼈를 진동시키면서 고통스러운 감옥으로부터 삶의 기쁨을 해방시켜라. 흉곽을 팔꿈치로 빠르고 힘차게 두드리면, 마치 둥둥 울리는 북처럼 갈비뼈가 공명한다. 이제 당신은 하나의 살아 있는 타악기다. 당신은 자유롭다!

다시 고요하게, 다시 심장으로

동작

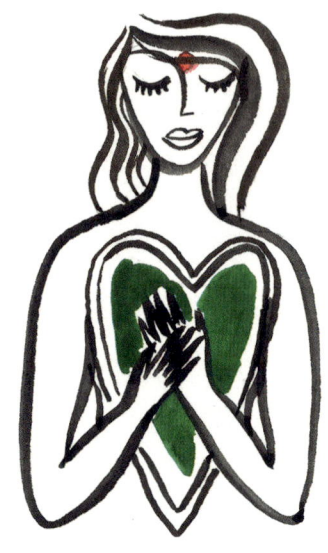

1. 필요한 경우 다리를 앞으로 뻗고, 다시 편안하고 안정적으로 몸을 접지한다. 코로 숨 쉬면서 모든 긴장에서 벗어나 물 흐르듯 부드럽고 평온한 호흡을 되찾는다.
2. 숨을 쉬면서 심장 박동처럼 단순한 호흡 패턴을 되찾는다. 가슴 중앙에서 뛰는 심장 에너지에 두 손을 올려놓는다. 눈을 감고 제3의 눈, 아즈나에 집중한다. 눈을 감은 채로 두 눈을 모아 눈썹 사이에 있는 가상의 점을 응시한다.
3. 3~7분간 가볍게 호흡한다.

요가 체험

1. 당신의 숨결이 일시적으로 불의 호흡을 히면서 흉곽을 짓누르는 모든 요소를 불태운다. 고통의 순간마다 스스로 몸에 둘렀던 모든 갑옷을 불태운다. 당신을 세상과 심장으로부터 떼어 놓는 모든 것을 불태운다.
2. 두드리는 동작을 통해 숨 쉴 때마다 심장에 박힌 고통의 가시가 하나씩 전부 뽑혀 나간다. 날개(여기서는 팔꿈치가 상징하는)를 펴지

못하게 하는 모든 콤플렉스를 터뜨린다. 당신의 흉곽은 생의 본능적 리듬을 상징하는 날개 달린 북이 된다.
3. 당신은 이제 리듬 자체이고, 생명력으로 진동하는 가죽이다. 활짝 펼쳐져 해방의 춤을 추는 날개가 된다.
4. 아무것도 분석하지 말고 이 운동의 강력하고 놀라운 해방감을 느끼면서 호흡한다. 그대로 몸을 맡긴다. 언제든지 이 움직임, 에너지, 열기를 만들어 몸의 독소와 통증을 배출할 수 있다.

- 함께 들으면 좋은 음악 : 무스타파 테테위 애디$^{Mustapha\ Tettey\ Addy}$, 〈Nana, na-na, Nana〉

마무리

1. 사바사나 자세로 몸을 이완하며 새로운 기운은 깊게 들이마시고, 묵은 기운은 깊게 내쉰다. 7분에서 10분간 이완한다. 여기서 사바사나 자세(송장 자세)는 살아서 죽는 법을 배우는 과정이다. 다시 태어나기 위해서는 짧은 죽음을 통과하는 단계가 필요하다. 당신이 산 채로 죽어 간다고 느낄 때, 사바사나는 다른 방식으로 공명한다. 당신이 예상하는 것과 아주 달리, 사바사나는 오히려 선물이다. 사바사나는 죽을 수밖에 없는 운명으로 태어난 모든 것이 지구에 몸을 완전히 맡기고 죽어 갈 수 있도록 한다. 가장 견디기 힘든 고통은 죽음이 아니라, 내면의 짧은 죽음에 저항하는 것이다. 더는 살아 있지 않은 존재를 살리려고 애쓰는 것만큼 고통스러운 일은 없다. 그대로 놓아 주자!
2. 앉아서 몸을 그라운딩하고 '사트 남' 만트라를 암송하며 수련을 마무리한다.

이별을 위한 리추얼

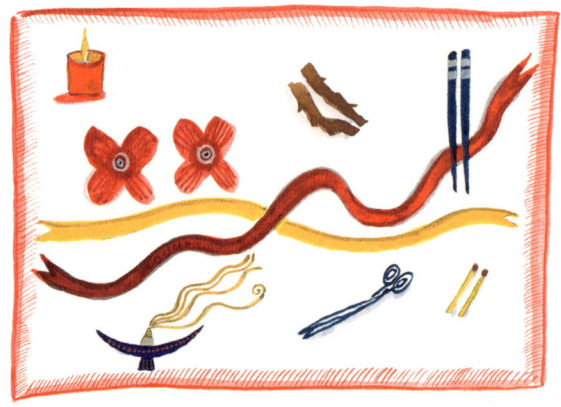

영적으로 헤어지는 방법은 무엇일까? 전남편과 나의 혼인서약서나 결혼식 티아라를 태우는 것만으로는 충분하지 않았다. 여전히 보이지 않는 실이 나를 뒤로 끌어당겨 새로운 사랑으로 나아가지 못하게 막는 느낌이었다. 나는 결혼식을 올렸던 아마존 강가로 돌아가 분노와 슬픔의 고리를 끊기로 마음먹었다.

준비물

- 초 1개
- 인센스 스틱이나 스머지 스틱
- 성냥 혹은 라이터
- 성냥 2개, 나무젓가락 2개 혹은 나무조각 2개
- 붉은 꽃 두 송이(붉은색은 열정적인 사랑을 상징한다.)
- 붉은색 리본 혹은 붉은색 실(연인 관계를 상징한다.)

- 노란색 리본 혹은 노란색 실(해방과 광채를 상징한다.)
- 가위

동작
1. 조용히 앉아 안정적인 접지면을 찾는다. 등을 곧게 세우고 가슴을 내민다.
2. 당신의 심장이 자유롭게 호흡하게 한다.

진행 순서
1. 초에 불을 켜 신성한 공간을 만든다. 인센스 스틱이나 스머지 스틱에 불을 붙여 신비한 공간을 정화한다.
2. 의식적으로 호흡하면서 각 소품을 집는다. 성냥과 젓가락 한 쌍은 당신을 나타내고, 다른 성냥과 젓가락 한 쌍은 상대방을 나타낸다. 꽃 한 송이는 당신을, 나머지 한 송이는 상대방을 나타낸다.
3. 스머지 스틱이나 인센스 스틱의 연기로 각 준비물을 정화한다.
4. 2개의 성냥과 젓가락을 붉은 리본으로 둘둘 감아 묶는다. 꽃 두 송이도 붉은 리본으로 감아 묶는다. 신비한 소품을 제단 위에 올려두거나 리추얼 전용 상자 안에 놓는다.
5. 꽃이 시들어 죽으면 가위로 붉은 리본을 자른다. 시든 꽃은 죽음을 상징한다. 빨간 실을 자르는 것은 당신을 묶고 있던 죽은 관계에서 벗어남을 가리킨다. 더는 관계의 숨결이 느껴지지 않는다. 붉은색 리본을 자른다. 가위질할 때마다 해방의 숨결이 당신의 몸을 통과하는 것을 느낀다. 동작할 때마다 평화롭게 이별하고 자유를 되찾겠다는 의지와 함께 의식적으로 호흡한다.

6. 그다음, 노란 리본을 들어 성냥과 젓가락을 각각 따로 묶는다. 당신과 상대방을 각각 새로운 광채의 빛으로 감싸는 것이다. 각자 자신의 진리와 자신의 길 위에서 한껏 빛나고 있다.
7. 성냥과 젓가락을 따로 불태우거나 땅에 묻는다. 불과 흙은 모든 걸 긍정적으로 변화시킨다.
8. 심장의 숨결을 느끼며 두 사람이 함께 지나온 길에 대해 감사한다. 심장이 마지막 숨결을 내쉬면서 당신 자신과 상대에게 진심으로 행운을 빈다. 필요한 만큼 반복한다. 아픔이나 고통이 느껴진다면 그대로 받아들인다.
9. 평온하고 해방되었다고 느낄 때까지 리추얼을 반복한다.

- 추천하는 만트라 : 구루 가이트리 *Guru Gaitri* 만트라

리추얼을 시작할 때 다음 만트라를 속으로 암송하거나 종이에 적는다. "고빈데이, 무칸데이, 우다레이, 아파레이, 하리앙, 카리앙, 니르나메이, 아카메이*Gobinday, Mukanday, Udharay, Aparay, Hariang, Kariang, Nirnamay, Akamay*". 이 만트라는 과거로부터의 해방과 생체 자기장*의 정화를 뜻한다. 인간 경험의 유한성을 초월하는 무한한 움직임 속에서 지지하고, 해방하고, 빛나고, 파괴하고, 창조한다는 의미를 지닌다.

음악에 관한 팁
- 만트라의 의미가 내면에서 공명한다면, 본인에게 맞는 편곡을 찾아 리추얼을 실천하는 동안 들을 수 있다.
- 만트라의 의미가 마음에 와닿지 않았다면, 당신을 과거로부터 해방시키고 기쁘게 만드는 다른 곡을 선택한다.

타인과의 연결감 : 공동체와 연대를 경험하기

에테르는 모든 원소가 화학작용을 일으켜 탄생하는 다양성의 연금술이다.

나와 타인의 에너지를 세상과 연결하라

쿤달리니 요가 수련의 중심에는 '상가*Sangha*('승가'라고도 발음한다 — 옮긴이)'가 있다. 상가는 산스크리트어*로 수행자들의 '공동체' 혹은 '연합'을 뜻한다. 상가에는 살아 있는 세계와 연결된 열린 공동체의 힘이 있다. 상가는 개인 간에 존재하는 신성을 각성시킬 줄 알았던 조상과 우리를 다시 연결해 준다. 자야[19]와 인드라*Indra*[20]를 공동 설립할 때나 장애인 권리를 위해 활동하면서 나는 유기적이고, 자연스럽고, 필수적인 연대감을 내 안에 다시 활성화시켰다. 우리의 연대 프로젝트는 공통적으로 충족되지 못한 하나의 욕구, 즉 개인들의 상호연결성과 타자성*(나로 환원될 수 없는 타자의 존재를 인식하고 그 차이를 인정하는 성질 — 옮긴이)에 대한 필요에서 출발했다. 나는 함께 일하는 공동체로부터 넘치는 태양 에너지를 받았는데, 이 에너지는 언젠가 사라질 '나 자신'이나 육체의 일부가 아니다. 이 에너지는 나를 타자와 세상에 연결하는 보편적이고 영원한 관계를 순환한다. 내 안에서 순환하는 기운이었다.

요가는 '연결 또는 이어 주는 것(요가의 어원 'Yuj'는 '멍에'를 뜻한다 — 옮긴

---

19 저자가 공동 설립한 파리의 요가 센터.
20 저자가 공동 설립한 취약 계층의 복지를 위한 연대 발전 협회(www.indrafrance.org).

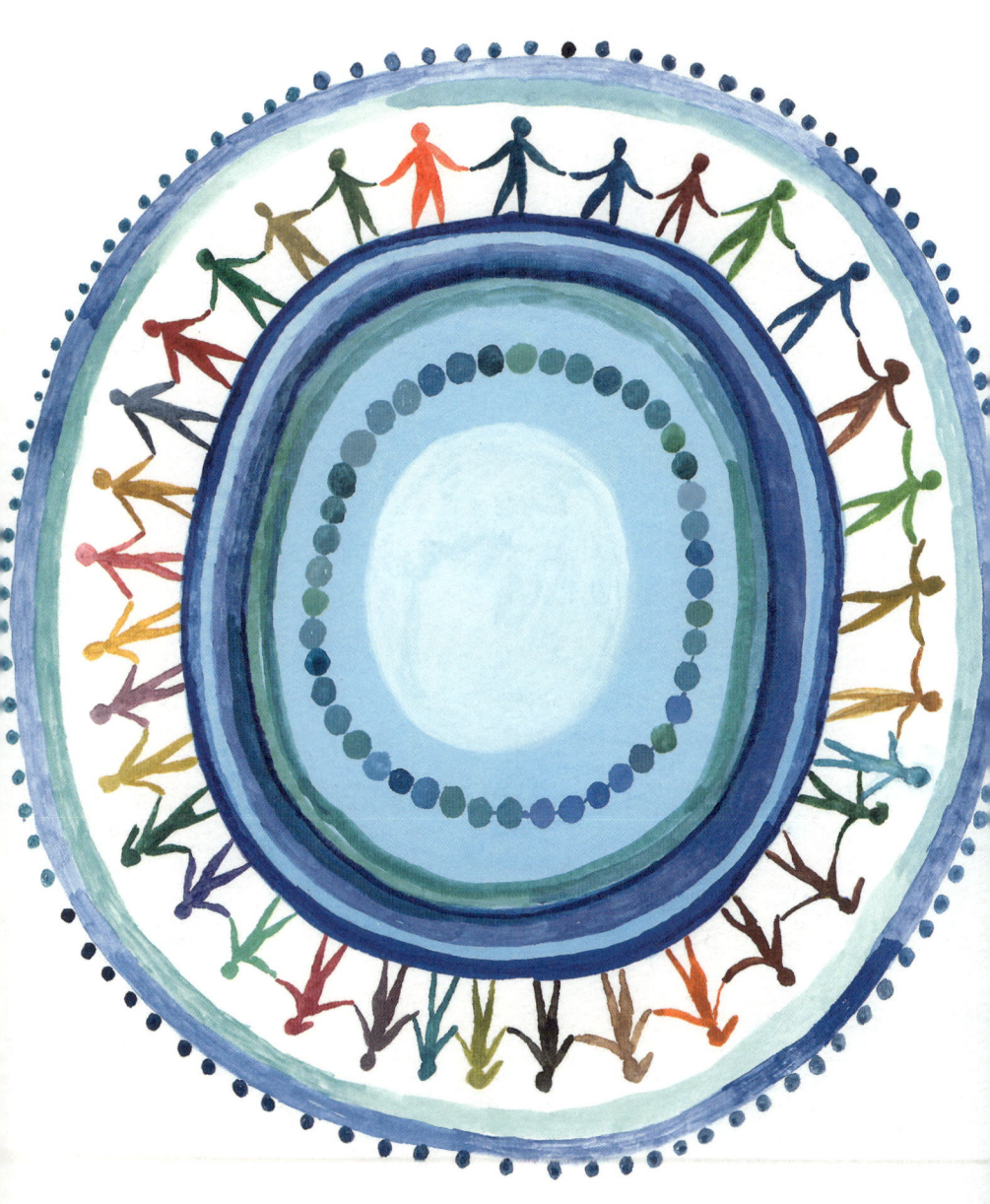

이)'을 의미하며 따라서 인간 사이의 관계를 탐색하는 과정은 요가 수련에 있어서 빼놓을 수 없다.

"연대는 동지애 그 이상의 정신이다. 동지애가 인간적인 개념이라면 연대는 우주적 개념이고, 우주적이라 함은 곧 신성을 말한다. (……) 연대의 본래 의미는 소외를 용납하지 않는 것이다. 즉, 진정한 연대란 반드시 전체적 차원일 수밖에 없다. (……) 고독한 존재는 없다, 연대하는 존재만 있을 뿐. 인간은 지구와 연대하고, 지구는 태양과 연대하고, 태양은 별과 연대하고, 별은 성운과 연대하고, 성운은 성군과, 성군은 무한한 세계와 연대하고 있다. 이 수식에서 단 한 항만 제거해도 다항식이 성립되지 않고 무너지며 창조는 더 이상 우주에서 의미를 갖지 못하고 민주주의도 이 땅에서 의미를 잃어버릴 것이다. 따라서 모두가 모두와 연대하고 있으며 각자가 무언가와 연대하고 있는 것이다. 인간의 연대 의식은 우주의 연대 의식에서 비롯된 반박할 수 없는 필연적 귀결이다."_빅토르 위고 $^{Victor\ Hugo}$

도시에 사는 우리는 본래의 연대 의식을 망각하며 조금씩 죽어 가고 있다. 타자와의 연결을 망각한 탓이다. 심지어 같은 공기를 마시며 산다는 사실조차 우린 잊고 있다. 타자와의 연결은 생명의 끈이라 이를 잃어버리면 죽을 수밖에 없다. 서서히 죽는다는 것은 우리의 생기가 개인주의로 인해 조금씩 꺼져 간다는 사실을 의미한다. 배척 사회의 병폐인 고립* 속에서 우리는 모두 한없이 작아진다.

반면에 우리는 함께 있을 때 거대해진다. 이 코스모스적 연대 의식으로 되돌아가 삶의 우주적 광채로 빛나려면, 인간은 내면의 태양을 되찾아야만 한다.

프라나야마: 세상을 들이마시는 호흡

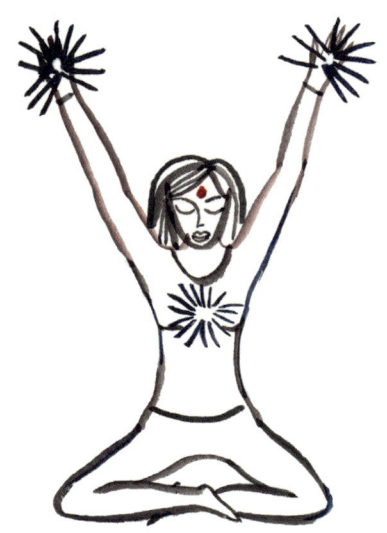

동작

1. 시작하는 만트라를 진동시킨 다음 자리에 앉는다.
2. 엉덩이는 지면에 밀착시킨다. 팔은 60도 각도로 벌리고 하늘을 향해 뻗는다. 손가락 끝까지 펴서 손바닥을 열어 준다. 척추를 펴고 세상을 향해 크게 가슴을 내민다.
3. 8초 동안 숨을 들이마시고, 폐에 숨을 가득 채운 뒤 8초를 유지한다. 다시 8초 동안 숨을 내쉬고 폐에 숨이 비워진 상태를 8초 동안 유지한다.
4. 손가락 끝까지 전신이 열리는 것을 느끼면서 코로 호흡한다. 호흡하면서 새로운 공간을 만든다. 손이 열릴수록 마음도 더욱 열린다. 접지면이 바닥을 향해 열릴수록 자신감이 차오르고 뿌리

는 더욱 단단해진다.
5. 눈을 감고 제3의 눈, 아즈나에 집중한다. 눈을 감은 채로 두 눈을 모아 눈썹 사이에 있는 가상의 점을 응시한다.
6. 가능한 정도에 따라 3~11분간 계속한다.

지구(땅/흙)의 각성 자세

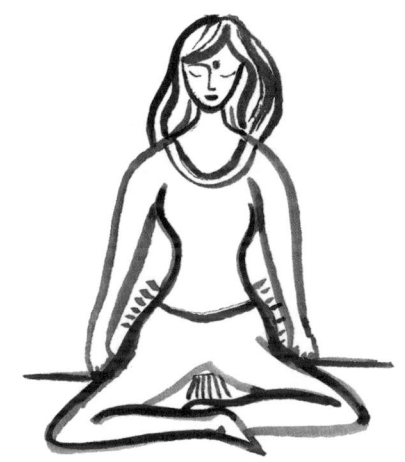

동작

1. 책상다리를 하고 앉아, 엉덩이를 움직여 땅에 완전히 밀착시킨다. 두 손은 주먹을 쥐고 엉덩이 양쪽에 내려놓는다.
2. 숨을 들이쉬면서 주먹으로 몸을 지탱하고, 엉덩이를 지면에서 들어 올린다. 숨을 내쉬면서, 좌골을 바닥에서 진동시키고 엉덩이를 다시 매트 위로 가져온다.
3. 눈을 감고 제3의 눈, 아즈나에 집중한다. 눈을 감은 채로 두 눈

을 모아 눈썹 사이에 있는 가상의 점을 응시한다.

쿤달리니 각성을 위한 가르침

땅을 깨우고 깨어난 땅의 진동이 척추를 따라 공명하는 것을 느끼자. 당신의 중심축은 그라운딩의 기초 에너지를 흡수하는데 이는 세상에 마음을 열기 위해 꼭 필요한 에너지다.

4. 3의 상태를 1~3분간 계속한다.
5. 다리를 앞으로 편 다음, 등을 대고 눕는다. 깊게 심호흡하면서 당신을 받치고 있는 지구를 느낀다. 좌골의 진동이 전신에 퍼진다. 지구와 접촉하고 있는 모든 신체 부위로 숨을 쉰다. 손바닥을 땅에 마주대고 손바닥의 오목한 중심으로 지구와 호흡을 한다.

쿤달리니 각성을 위한 가르침

누운 상태로 지구와 다시 연결되어 보자. 마치 당신을 온전히 지지하고, 팔다리 전신을 살찌우고, 있는 그대로의 모습을 받아 주는 어머니에게 안기듯 지구에 완전히 몸을 맡겨라.

6. 필요에 따라 1분에서 3분간 호흡한다.

골반 들어 올리기 자세

세상을 향해 골반을 열고 흐르는 물을 내보내는 자세이다.

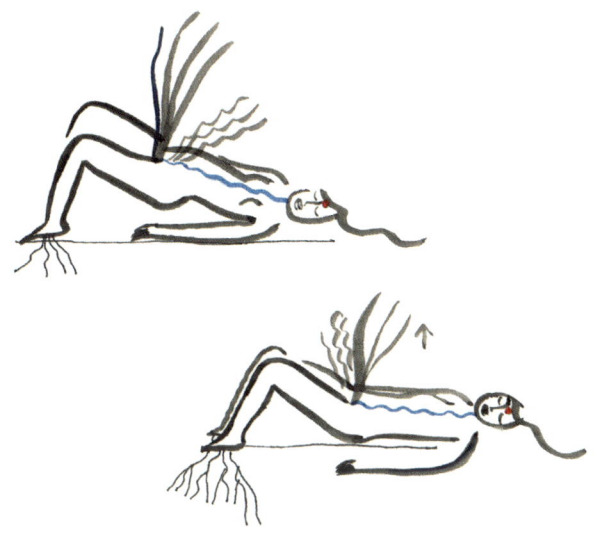

동작

1. 누워서 무릎을 접고 발은 땅에 놓는다. 이때 발은 골반 너비보다 살짝 넓게 벌린다.
2. 손으로 발목을 붙잡거나 손바닥이 땅을 향하게 엉덩이 옆에 내려놓는다. 숨을 들이마시면서 하늘을 향해 골반을 들어 올린다. 정면을 향해 고관절이 열린다.
3. 골반에 흐르는 물이 내 중심축을 따라 심장과 목을 향해 흐르는 것을 느낀다.
4. 숨을 내쉬면서 허리를 지면에 내려놓는다.
5. 눈을 감고 제3의 눈, 아즈나에 집중한다. 눈을 감은 채로 두 눈

을 모아 눈썹 사이에 있는 가상의 점을 응시한다.

6. 3~5분간 계속한다.

7. 마칠 때는 무릎을 가슴 쪽으로 끌어당기고 몇 초간 팔로 안는다.

쿤달리니 각성을 위한 가르침

하늘을 향해 골반을 개방해 흐르는 창조력을 방출하라. 이 은밀한 물은 몸의 경사를 따라 흐르면서 세상에 나오기 위한 길을 찾아 목구멍으로 향한다. 말해져야 할 것이 목구멍으로 나오게 한다.

자전거 타기 자세

불과 코어(배꼽)를 각성시키는 자세이다.

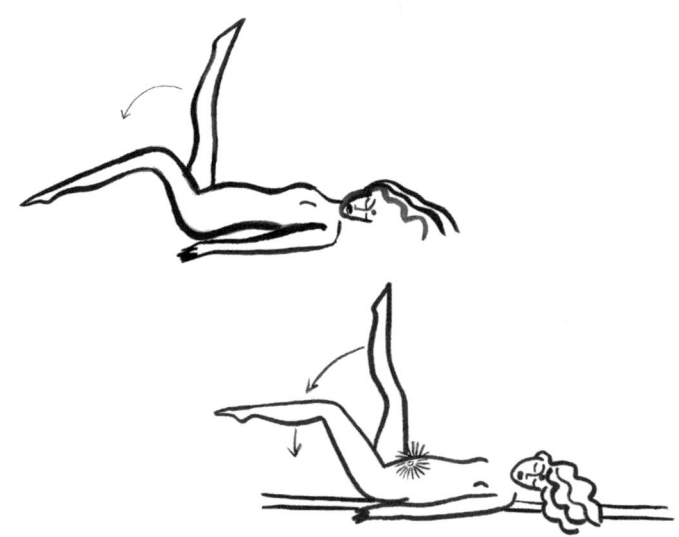

동작

1. 계속 누운 상태로 다리를 들어 크게 원을 그린다. 원의 크기는

당신이 발산하는 에너지에 비례한다. 배꼽에서 출발한 움직임이 발가락 끝까지 이어지는 느낌이다.
2. 배꼽이 운동에 적극적으로 관여하고, 당신이 그리는 원 안에서 호흡한다.
3. 눈을 감은 채 자전거를 타고 삶을 여행하는 자신을 상상한다. 배꼽이 활성화되고 코어에 불이 붙는다고 느껴질 때까지 페달을 밟듯 다리를 움직인다. 배꼽에 소화를 촉진시키는 불을 지핀다고 생각하자.
4. 3~10분간 페달을 돌린다.

쿤달리니 각성을 위한 가르침

발로 페달을 돌리면서 마치 엔진에 시동을 걸듯이 당신의 코어를 깨워 보자. 이는 세상에 나가 활동하기 위한 준비다. 운동하는 동안 무릎과 코어가 특히 많이 사용된다. 무릎이 활성화되면서 '나-우리(프랑스어 무릎^{genou}과 나^{je}-우리^{nous}는 발음이 유사하다 — 옮긴이)', 즉 '나'와 '우리' 사이의 연결 고리, 타자 및 세상과의 관계까지 깨어나는 것을 경험할 수 있다.

- 함께 들으면 좋은 음악 : 바람지와 마슈티$^{Bahramji\ \&\ Mashti}$, 〈Cameldriver Original Mix〉

테크닉에 관한 팁

허리 부분이 뜬다면, 엉덩이 윗부분을 손으로 받치거나 작은 쿠션을 놓는다.

누운 달걀 자세

불의 기운을 끌어안는 자세이다.

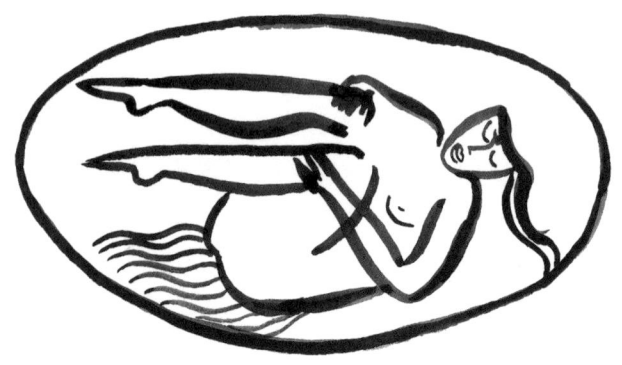

동작

1. 등을 대고 누운 상태로 무릎을 접어 최대한 가슴 쪽으로 당긴다. 팔로 살포시 무릎을 감싼다. 그 자세로 심호흡하면서 몸에 긴장을 푼다.
2. 자전거 타기로 계속 진동하고 있는 배꼽을 몸으로 감싸 안는다는 느낌으로 들이쉴 때마다 몸을 구부린다. 몸이 만든 이 아늑한 고치 안에서 마음이 열린다.
3. 내쉴 때마다 분노, 회한, 두려움, 시기, 의심의 기운 등 당신이 세상에서 마음껏 빛을 발하며 타인과 연결되지 못하도록 가로막는 모든 부정적 숨을 내뱉는다.
4. 눈을 감고 제3의 눈, 아즈나에 집중한다. 눈을 감은 채로 두 눈을 모아 눈썹 사이에 있는 가상의 점을 응시한다.

쿤달리니 각성을 위한 가르침

누운 달걀 자세는 가스를 배출하는 자세라고도 한다. 신체적·감정적·성신적으로 몸을 '부풀리는' 모든 기운을 내보내기에 아주 적절하다. 앞선 동작으로 활성화된 몸의 추진력을 제대로 흡수하려면 이렇게 웅크리는 동작이 반드시 필요하다.

5. 심호흡하면서 3~5분간 계속한다.

수평 벌리기 자세

불에서 공기로 나아가는 자세이다. 이제 내면을 향해 웅크리던 자세에서 외부로 몸을 개방하는 자세로 넘어갈 차례다.

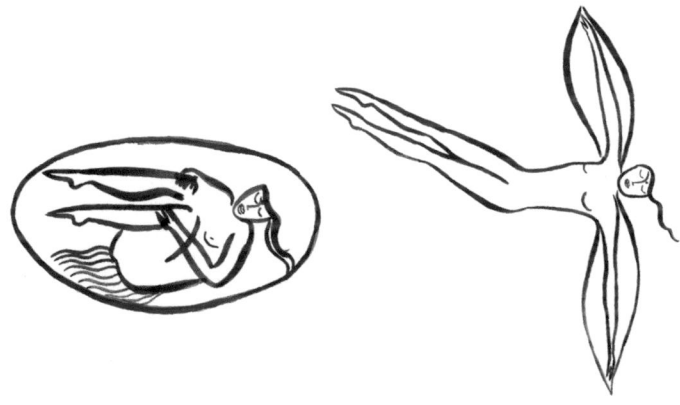

동작

1. 다리를 접은 상태에서 시작한다.
2. 숨을 들이마시면서 팔을 뻗어 양쪽으로 벌린다. 손바닥은 하늘을 향한 채 바닥에 내려놓고 다리는 지면에서 60도 각도로 들어

올린다.
3. 숨을 들이쉬면서 가슴을 부풀리고 팔을 양옆으로 벌린다. 그대로 호흡하면서 마음을 연다.
4. 숨을 내쉬면서 시작 자세처럼 다시 몸을 웅크린다. 심장 에너지와 이어져 있는 팔로 다리를 감싸 안는다.
5. 눈을 감고 제3의 눈, 아즈나에 집중한다. 눈을 감은 채로 두 눈을 모아 눈썹 사이에 있는 가상의 점을 응시한다.
6. 처음에는 3분 동안, 이후 차츰 시간을 늘려 최대 10분까지 동작을 수행한다.

쿤달리니 각성을 위한 가르침

벌리기와 웅크리기로 외부로의 개방과 내부로의 집중 사이를 오가는 춤을 추듯 해 보라. 숨을 들이쉬면서 배꼽이 활성화되고 마음의 문도 생명을 향해 활짝 열릴 것이다.

테크닉에 관한 팁

몸을 더 역동적으로 개방하려면, 들숨에 상체와 다리를 함께 들어 올린다. 활성화된 배꼽의 에너지로 뜨거워진 심장 에너지를 세상에 분출할 수 있다.

- 함께 들으면 좋은 음악 : 시바 레아$^{Shiva\ Rea}$, 〈Nomad〉

수직 벌리기 자세

수평에서 수직으로 전환하는 자세를 한다. 등을 대고 천천히 몸을 앞뒤로 움직이면서 코어가 열리고 불*의 기운이 각성되는 것을 느낀다. 이제 지면과 수직으로 서서 세상을 향해 자신을 활짝 열어 볼 차례다.

1. 눈을 감고 제3의 눈, 아즈나에 집중한다. 눈을 감은 채로 두 눈을 모아 눈썹 사이에 있는 가상의 점을 응시한다.
2. 몸을 흔든다. 순환하는 배꼽의 에너지와 몸속에서 깨어나 서로 뒤섞이는 모든 원소 에너지를 느낀다. 당신을 일으켜 세우는 '생의 약동'(앙리 베르그송의 '엘랑 비탈élan vital'은 창조적 변화를 가능하게 하는 생명의 근원적 힘을 말한다 − 옮긴이)을 찾을 때까지 앞뒤로 움직인다. 그 힘은 매일 아침 당신을 깨우는 삶의 원동력이다.
3. 두 발로 서서, 뿌리로 호흡한다. 서서 당신을 받치고 있는 지구와의 원초적 연결을 되찾는다.
4. 숨을 들이쉰다. 팔을 귀 옆으로 들어 올리면서 스트레칭한다. 손목을 꺾어 손바닥이 하늘을 바라보게 한다. 숨을 들이쉬면서 세상을 향해 자신을 활짝 연다.
5. 숨을 내쉬면서 손을 땅으로 가져간다. 가능하다면 손으로 땅을 짚어도 좋다. 팔은 계속 쭉 편 상태로 귀 옆에 붙인다. 머리에 힘을 풀고 시선은 무릎을 향한다.
6. 차츰 동작의 속도를 올려 2~3분간 계속한다.

쿤달리니 각성을 위한 가르침

하늘을 향해 손바닥을 펴고 호흡하는 것은 생의 모험을 전부 체험할 준비가 되었다는 표시다. 들이쉬면서 이 세계와 생의 공시성에 활짝 열린 자세를 취한다. 숨을 내쉬면서 당신을 지구와 생기로부터 단절시켰던 모든 것을 지구에 돌려준다.

상체를 숙이는 전굴 동작을 빠르게 하면 시퀀스를 수행하는 동안 각성된 모든 원소가 융합된다. 에너지는 발부터 정수리를 지나 그 위까지 순환한다. 생명의 근본 원소들을 융합하는 연금술이 당신 안에서 일어난다. 에테르를 맛본다.

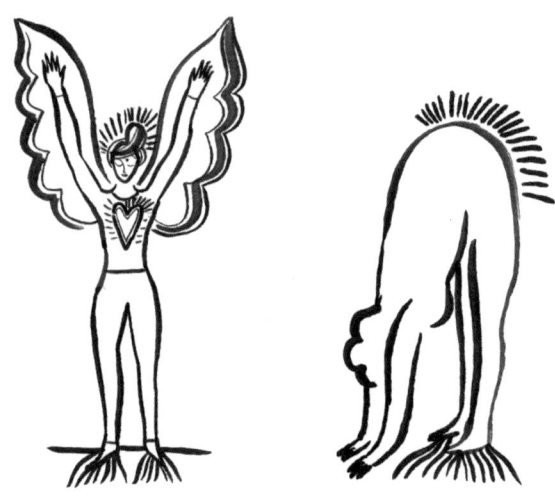

마무리

1. 사바사나 자세로 몸을 이완하며 새로운 기운은 깊게 들이쉬고 묵은 기운은 깊게 내뱉는다.
2. 약 10분간 지속하며 몸을 이완한다.
3. 새로운 기운은 들이쉬고 이를 타인과 공유하지 못하게 방해하는 모든 기운은 내뱉는다.

우주를 인식하고 마음을 여는 명상

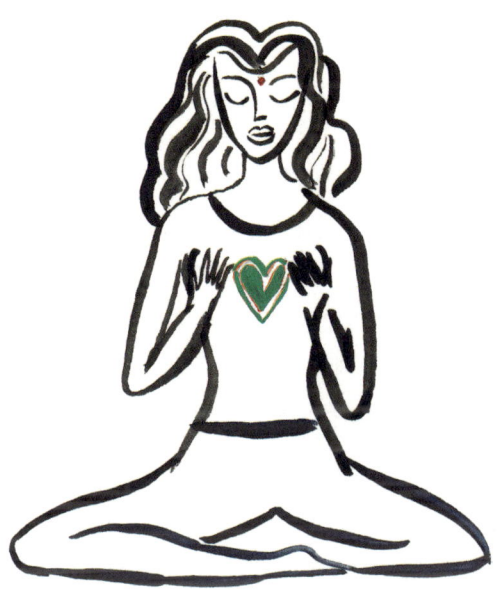

　이 명상법은 특히 정신과 심장 박동의 균형을 맞춰 주며 무한한 생의 우주를 향해 마음을 열어 준다. 가슴 안에서는 모든 존재를 서로 연결하는 화학반응이 일어난다.
　심장 박동수를 무한 우주의 진동수에 맞추는 것은 자신과 타인 그리고 지구와 소통하기 위한 선물이다. 또 본인의 심박수를 인지하는 것은 심장의 자기장을 인식하기 위한 매우 중요한 과정이다. 심장의 자기장을 자각하여 일상에서 작용하는 소통의 장에 드리워진 장막을 걷어 보자.

몇몇 과학자들은 인간의 자기장과 지구자기장* 간의 의사소통에 대해 연구하고 있다. 심박수에 관한 연구에 따르면 "우리는 근본적으로 깊게 서로 연결되어 있으며 지구라는 행성 자체에 마찬가지로 연결되어 있다."[21]고 한다. 이러한 관점에서 보면 우주적 연대는 유기체적으로 명백한 사실이 된다.

심리학자이자 작가인 데보라 로즈먼 Deborah Rozman은 여러 콘퍼런스를 통해 다음과 같이 이야기한다. "각 개인의 에너지는 환경과 집단 영역에 영향을 미친다. 각 사람의 감정과 의지는 이 집단 영역에 영향을 미치는 에너지를 생성한다…… 우리 고유의 에너지를 개별적으로 인식하는 것이 그 첫 단계다. 심박수를 일정하게 높이고 진동수를 늘리는 방식으로 이에 성공할 수 있다……."

동작

1. 책상다리를 하고 편하게 자리에 앉는다. 척추는 곧게 펴서 접지면과 안정적으로 둔다.
2. 팔꿈치는 접어서 갈비뼈에 붙이고, 엄지손가락을 겨드랑이에 낀다. 손바닥과 나머지 여덟 개 손가락으로 가슴팍을 감싼다. 엄지를 겨드랑이 밑에 넣어 완전히 숨긴다.
3. 눈은 아주 가늘게 뜬다. 빨대를 문 것처럼 입술을 오므려 작은 구멍을 만든다. 낮게 휘파람 소리를 내며 입으로 깊게 숨을 들이쉰다. 마치 빨대로 심장의 원소인 공기*를 마신다는 느낌으로 숨을 들이쉰다. 휘파람 소리가 나지 않으면 나지 않는 대로 호

---

[21] 롤린 맥크레이티 Rollin McCraty 박사의 주장. 그는 하트매스 HeartMath 연구소장, 과학자이자 심혈관계 전문가로 활동한다.

흡한다. 코로 숨을 내쉰다.

'소 항$^{SO\ HANG}$' 만트라
1. 들숨에, 입술에서 나오는 숨소리를 듣고 '소' 만트라를 안으로 진동시킨다.
2. 그다음 코로 숨을 내쉬면서 코에서 나오는 숨소리를 듣고 '항' 만트라를 안으로 진동시킨다.

속으로 만트라를 묵상하는 것은 우주의 언어, 천사의 미묘한 언어로 빠져드는 것이다. 만트라 '소 항'은 '무한함, 나는 곧 너'라는 의미다. 이 소리는 우주에 대한 인식이 담긴 만트라로 모두가 하나라는 사실을 세포에 각인시킨다. 당신이 지닌 보편성을 모든 세포와 조직에 각인시킨다.

요가 체험
쿤달리니 요가에서 엄지는 에고^{Ego*}를 상징한다. 내면의 진동과 의식적 호흡은 에고에서 비롯된 이기심을 없앤다. 이 이기심을 나타내는 엄지는 여기서 모습을 감추고 호흡 속에 녹아든다. 엄지가 사라지면서 에고도 함께 주의^{Attention}에서 벗어나고 보편성에 대한 자각이 깨어난다.

쿤달리니 각성을 위한 가르침
예부터 전해 내려온 자세로 호흡하면서 생에 대한 소속감을 자각한다. 이 소속감이 다시 활성화되면 당신은 저절로 타인에 동화될 것이다. 이 명상은 타인을 소외시키지 않고, 타인 그리고 세계와의 잃어

버린 관계를 상기시킨다.

마무리

1. 사바사나 자세로 이완하며 새로운 기운은 깊게 들이쉬고 묵은 기운은 깊게 내뱉는다. 약 7분 동안 몸을 이완한다.
2. 앉아서 몸을 그라운딩하고 '사트 남' 만트라를 암송하며 수련을 마무리한다.

'인드라의 목걸이' 리추얼

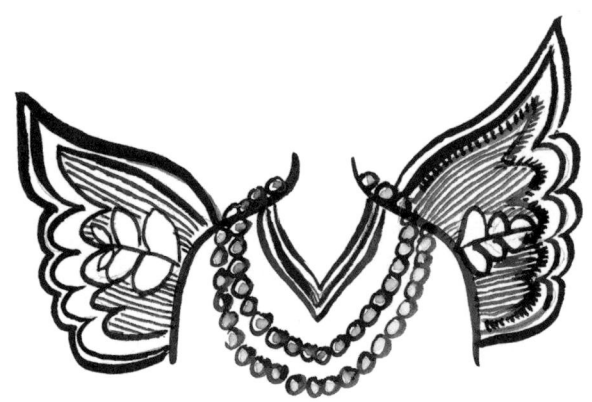

남들로부터 소외되고 단절되었다는 느낌은 모두가 한 번쯤 겪어 보았을 것이다. 이에 우리는 연대하기를 거부하고 그 기회마저 전부 포기하는 식으로 대응한다. '인드라Indra의 목걸이'가 상징하는 바를 살펴보면 모든 생명체를 끊임없이 연결하는, 보이지 않는 관계를 되살릴 수 있다. 인도 신화가 우리에게 보여 주는 신비, 천주天主이자 신들의 왕인 '인드라의 목걸이'의 신비를 보자.

'인드라의 목걸이'는 무한히 많은 물의 진주로 이루어져 있다. 각각의 진주는 다르면서 동시에 같다. 진주 하나하나 서로의 모습이 비칠 정도로 진주의 물은 한없이 맑고 투명하다. 우리의 세포도 이 신비한 목걸이의 살아 있는 진주와 같다. 물 분자가 조화롭게 진동하는 덕분에 우리의 세포들도 끝없이 서로 소통하고 있다. 우리는 인드라 목걸이를 이루는 진주의 물이다. 모든 생명체는 우리의 세포처럼 쉼 없이 서로 소통하고 있다.

준비물

- 초(평화를 상징하는 흰색)
- 인센스 스틱이나 화이트 세이지
- 성냥 혹은 라이터
- 비즈 공예용 실
- 투명하거나 진줏빛을 띤 파란색 구슬

동작

1. 조용한 장소를 찾아 앉는다. 접지면이 안정적인 상태에서 심호흡하고, 손은 심장 위에 올려놓는다.
2. 서로 소통 중인 수십억 개의 세포를 상상한다. 반짝이는 파란 전류로 연결된 세포들을 상상한다. 우리의 몸이 신경계, 근막, 감각 수신기, 혈관 등 상시 작동 중인 통신 시스템이라고 생각한다. 내면의 무한한 소통체계 안에서 본능적으로 호흡한다.

진행 순서

1. 초에 불을 켜 의식을 위한 장소를 만든다. 인센스 스틱이나 스머지 스틱에 불을 붙여 신성한 장소를 정화한다.
2. 지구상의 모든 사람을 연결하는 보이지 않는 연결 고리를 손에 쥐고 있다고 상상하며 실을 바라본다.
3. 태초부터 사람들을 하나로 묶어 온 실을 느끼면서 구슬을 한 알씩 꿴다. 구슬을 한 알 꿸 때마다, "나는 연결되어 있다. 나는 타인이다. 나는 세상이다."를 속으로 반복하며 호흡한다.
4. 특정 집단(직장, 가족)에 대해 숨결을 느끼고 싶다면, 각 구슬에 특정 사람을 투영해 떠올리고 연대감을 회복해야 하는 그 집단과의 연결 고리를 다시 형성하도록 한다.
5. 심호흡하면서 실과 구슬을 놓고 명상한다. 꿰어진 구슬들을 손으로 굴리면서 3분에서 31분간 계속한다. 숨 쉴 때마다 상실된 연대감이 회복되고 다시 연결될 것이다.

- 함께 들으면 좋은 음악 : 아지트 카우르$^{Ajeet\ Kaur}$, 〈Kiss the Earth〉
- 만트라가 있는 추천 음악 : 미라바이 세이바$^{Mirabai\ Ceiba}$, 〈Humee Hum-The Other Is You〉, 이 곡의 만트라는 "Humee Hum Tumi Tum Wahe Guru. I am Thine, In Mine, Myself, Wahe Guru."로 "타인이 당신임을 인정하라. 타인은 당신이고, 당신은 타인이다. 나와 당신과 우주는 하나다."라는 의미로 해석할 수 있다.

리추얼을 하기 좋은 때

  고립되거나 소외된다고 느끼는 순간, 집단과의 화해가 필요한 순간, 집단(직장, 친목)에 소속되길 바라는 순간 바로 의식을 실천한다. 태양이 인간의 심장을 따뜻하게 하고, 모임의 기쁨을 일깨우는 하지에도 이 의식을 실천할 수 있다.

  사람 사이를 연결하는 경험적 보편성에서 사람과 자연을 연결하는 유기적 보편성으로 나아가자.

제2부
다섯 계절의 쿤달리니

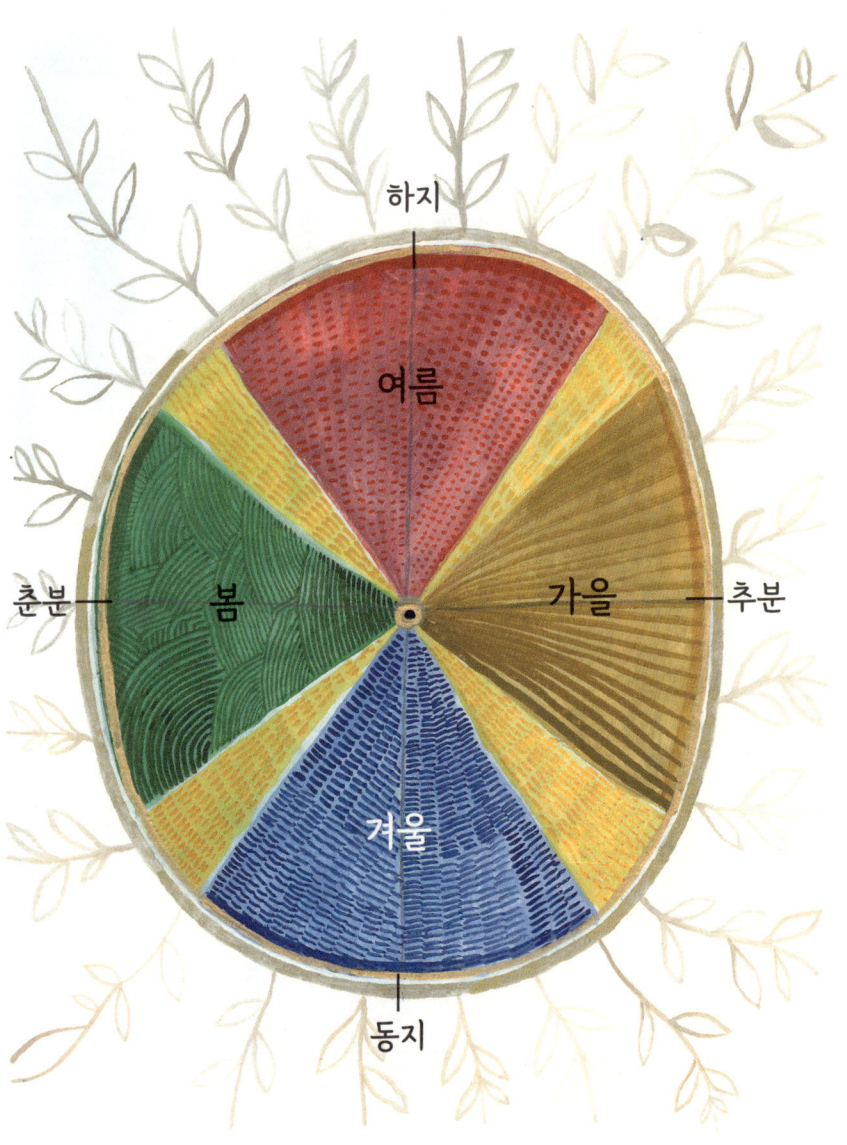

"봄은 생명을 탄생시키고, 여름은 생장하게 하며, 가을은 수확하고, 겨울은 비축하는 계절이다."_《황제내경》

'요가의 어머니[22]'인 쿤달리니의 계절을 따르면, '만물의 어머니[23]'라는 영적 존재에 가장 가까워지고, 생명의 숨결인 도道*와 가장 가까워지며 계절의 속도에 맞춰 수련할 수 있다. 도는 무엇이라 이름 붙일 수 없고 정의할 수도 없는, 세상의 숨결이다.

---

22 Gerhard J. Bellinger, Encyclopédie des religions (Librairie Générale Française)
23 쿤달리니는 '요가의 어머니' 혹은 '최초의 요가'라고도 불리는데 요가의 다른 형태를 이루는 여러 가지 테크닉을 아우르기 때문이다. 동적 자세, 정적 자세, 음악과 함께 혹은 음악 없이 수행하는 자세, 명상, 호흡, 소리 요가, 이완, 시각화, 본능적인 춤, 식이요법 등을 모두 포괄한다. 쿤달리니 요가는 존재를 구성하는 모든 차원, 이를테면 물리적·감정적·정신적·영적 차원에 모두 개입한다. 따라서 수행자들이 가장 복합적인 요가로 받아들이는 것이 쿤달리니 요가다.

"우리가 이해하려 애쓰는 도는 도 그 자체가 아니고, 우리가 도라고 부르는 그 이름도 실재의 도가 아니다. 이름 없음으로 우주가 비롯되었고, 이름 있음으로 만물의 어머니다. (……) 도는 그 자체로 작용하지 않지만 모든 것이 도를 통한다. (……) 만물이 도로 회귀한다."_
노자, 《도덕경》

회귀는 생명의 운동이다. 회귀는 달과 태양의 운동이며 사계절의 운동이다. 회귀는 원형적 시간의 운동이자 자연의 운동이며 세포의 운동이다. 우리의 시간은 약동하는 생명을 뻣뻣하고 납작하게 만드는 선형적 시간이다. 선형적 시간은 몸과 마음을 지치게 한다. 그러나 자연의 속도대로 수련하면 몸과 마음이 열린다. 선형적 시간이 뻣뻣하고 병든 시간관이라면 원형적 시간은 유연하고 건강한 시간관이기 때문이다.

사계절의 쿤달리니를 전하기 위해 동양의학의 원형적 시간성(134쪽의 삽화 참조)을 빌려야 하는 이유는 무엇일까? 바로 도에 따라 흘러가는 동양력(책력)의 '다섯 계절'이라는 유기적 이치의 도움을 받기 위해서다.

과도기 없이는 한 계절에서 다른 계절로 넘어갈 수 없다. 수십억 개에 달하는 우리 세포가 봄, 여름, 가을, 겨울의 경계에서 바로 새로운 계절에 적응할 수 있을까? 우리 몸이 자유롭게 '중간 계절(환절기)'을 만끽할 수 있어야 하지 않을까? 각 계절은 한 줄기의 빛과 에너지, 감정적 상태, 마음, 영혼의 상태와 이어져 있다. 우리의 몸과 영혼은 어머니 자연을 움직이는 박동에 충분히 맞춰 움직이고 있다. 우리는 어머니 자연의 자녀들이다. 인간은 거대한 세상, 대우주라는 우주에 통합된 소우주, 작은 세상이다.

여기서 책력의 가장 중요한 점은 바로 다섯 번째 계절, 나머지 사계절에 융화되는 환절기의 존재다.

계절과 계절 사이의 쿤달리니

계절과 계절 사이에 존재하는 환절기는 다시 땅으로 돌아가 다가올 계절에 대비하는 시간이다. 이때 깨어나는 쿤달리니는 이사, 이별, 이직 등 모든 변화의 시기에 수련할 수 있다.

- **연관된 호흡** : 연결의 숨결[24]
- **연관된 감정** : 불안 또는 불안정
- **연관된 의지** : 다가오는 시간과 동기화되기
- **연관된 진동** : 지구, 뿌리내림
- **연관된 장기** : 비장(걱정과 불안의 기관)

어머니 대지로 돌아가기

"우리의 대지를 바라보라, 선조들이 살던 때에는 나무가 무성했다. 선조들은 우리의 땅이 죽어 가는 나무가 듬성듬성한 반사막半沙漠(완전 사막과 완전 초원의 사이에 있는 사막)과 다름없는 곳이 아님을 잘 알고 있었다. 나무의 죽음은 어머니 대지가 인류에게 내지르는 고통스러운 비명과도 같다. 대지의 고통은 모든 다른 생명체들이 겪는 고통이

---

24 계절과 계절 사이를 연결하는 숨결은 호흡의 주요한 네 단계, '들이쉬기-폐를 가득 채우기-내쉬기-폐를 비우기'를 서로 연결하고 통합하는 매개인 호흡이다.

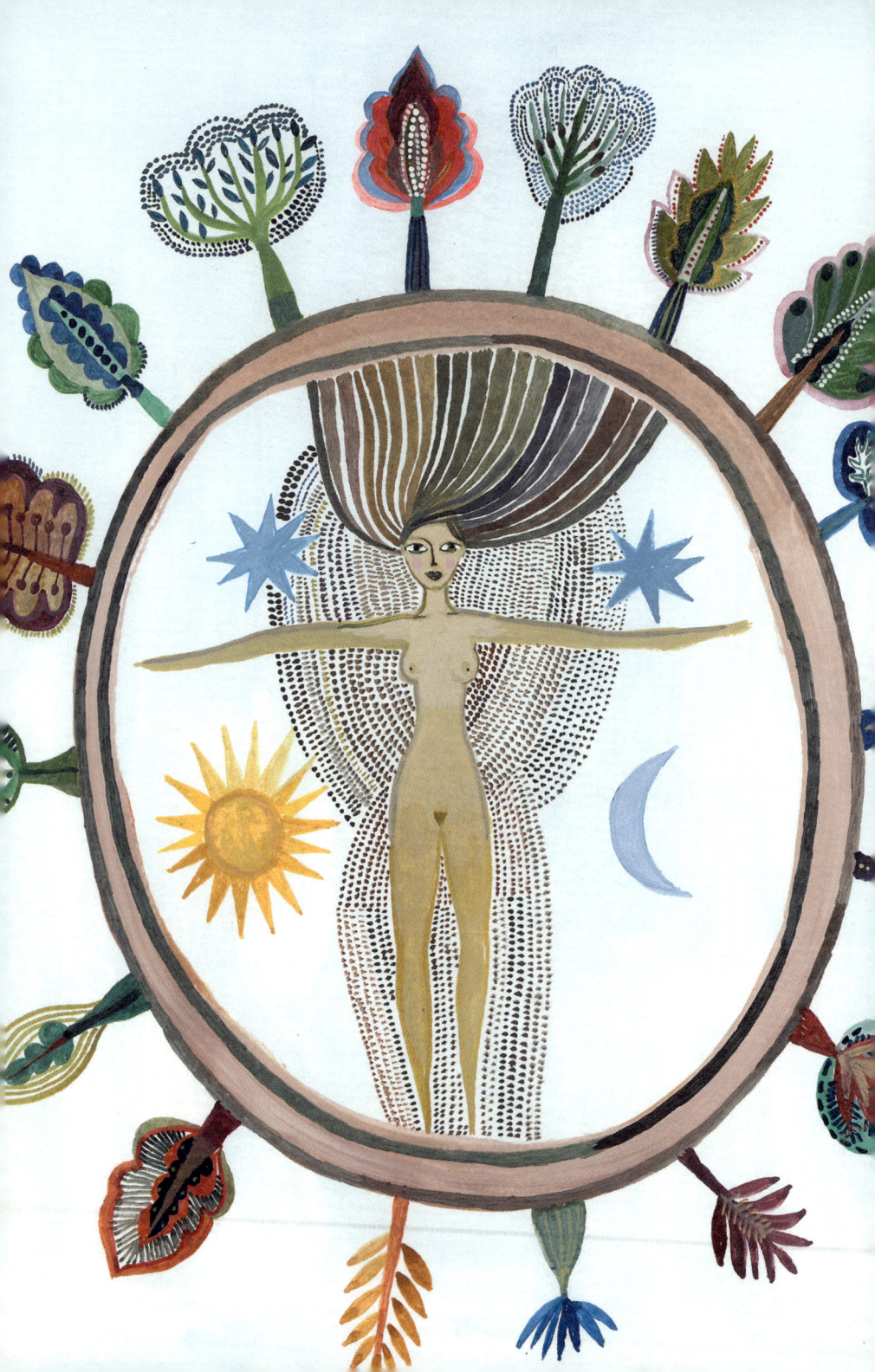

다. 먹을 것이 없어 굶주림에 시달릴 때, 어머니 대지의 고통이 우리 몸을 관통한다. 우리는 이 땅과 뗄 수 없는 한 몸이고, 땅의 장기에서 태어났으며, 우리의 입술이 이 대지의 입술이요, 우리의 팔뚝이 대지의 팔뚝이기 때문이다. 우리는 어머니 대지의 가장 민감한 신경이다. 우리는 이 보금자리를 이루는 영적 존재의 아주 작은 파편이고 우리의 이성도 이 영적 존재가 주는 먹이를 먹고 자란다. 먹이가 떨어지면 우리 안에 짐승이 자라나 죽음에서 벗어나려고 발버둥 치기 때문에 우리의 이성도 함께 쇠퇴한다."_피에르 라비 *Pierre Rabhi* [25]

환절기는 변화와 재생성을 받아들이기 위해 땅으로 돌아가는 에너지와 연관된다. 한 계절에서 다른 계절로 넘어가는 과정은 유기적으로 안정화되는 시간에 일어난다. 이 환절기를 경험하도록 스스로 허락하는 것은 있는 그대로의 모습에 동기화되는 시간을 충만하게 만끽하겠다는 뜻이다. 이 변화의 시기에 해당하는 장기는 불안에 관여하는 비장이다. 이 계절의 과도기에 당신을 찾아오는 불안감을 느끼며 호흡해 보자.

불안은 변화와 함께 생겨나고 변화에 저항하면서 지속되다가 변화가 완성되면서 사라진다.

환절기는 이러한 불안에 사로잡혀 꼼짝 못할 필요가 없다고 알려주는 중간 휴식 시간이다. 환절기는 땅의 기운과 연관되어 안정되고픈 욕구에 부응한다. 생명에는 어떤 변화도 급작스럽게 일어나지 않으며, 우리의 모태인 대지에서 모든 게 은밀하게 준비된다. 환절기는

[25] 프랑스의 현대 수필가. 농부이면서 환경 운동가로 프랑스 농생태학에 큰 영향을 준 인물로 꼽힌다.

중심축이고 상태의 전환이자 변신이다. 한 계절 그리고 계절 사이마다 당신 안에서 움직이는 것들과 다시 발을 맞추는 시간이다. 각자 어떠한 박동과 속도로 변화하는지 느끼는 시간이다.

동양의학의 사계절은 환절기의 날짜와 기간을 분명하게 명시하고 있다. 계절이 넘어가는 기간은 18일인데 앞선 계절이 끝나 가는 기간이 9일, 다음 계절이 시작되는 기간이 9일이다. 동지·하지와 춘분·추분은 각 계절의 중간에 온다.

이 장에서 제안하는 바는 육체의 본질적인 이치에 따라 적응 기간을 가지고 일정한 간격으로 반복되는 고유의 순환 주기를 만들어야 한다는 것이다.

사계절의 프라나야마

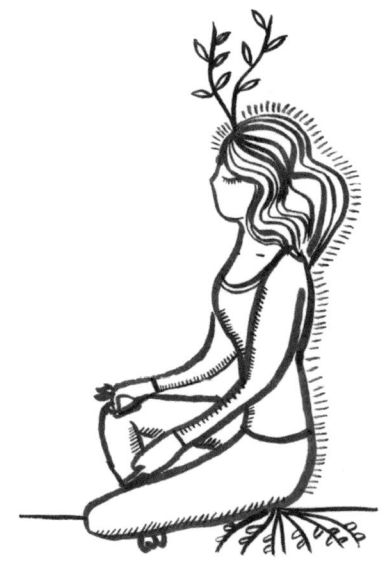

동작

1. 앉은 상태로 시작하는 만트라를 챈팅하며 지면에서 엉덩이를 부드럽게 움직여 몸을 받치고 있는 지구와 연결한다. 좌골이 접지면에 잘 정돈되면 척추는 곧게 펴고 턱은 살짝 집어넣는다.
2. 눈을 감고 제3의 눈, 아즈나에 집중한다. 눈을 감은 채로 두 눈을 모아 눈썹 사이에 있는 가상의 점을 응시한다.

무드라

손바닥을 바닥을 향하게 한 상태로 기안^{Gyan} 무드라 동작을 취한다. 엄지손가락 끝과 집게손가락 끝을 맞대어 동그라미를 만들어 사계절의 주기를 형상화한다. 바닥을 향한 손바닥은 지구, 뿌리, 선조를 부르는 신호다.

3. 천천히 시간을 들여 다음 리듬에 따라 깊게 호흡한다.
   - 9*초 동안 숨을 들이마신다. 들숨은 봄 그리고 탄생·재생의 숨결이다.
   - 폐에 숨을 가득 채우고 9초 동안 숨을 참는다. 팽창한 폐는 여름의 절정, 햇볕이다.
   - 9초 동안 숨을 내쉰다. 날숨은 가을, 내려놓음 그리고 수확의 숨결이다.
   - 폐에 숨을 비우고 9초 동안 숨을 참는다. 비워진 폐는 겨울의 공백, 완전한 배설을 통한 죽음(비축)이다.
4. 이를 3분에서 9분간 계속한다.
5. 9초가 너무 길게 느껴진다면, 6초 단위로 따라 해 본다. 점차 폐활량이 늘어 세상과 더 잘 호흡할 수 있게 된다.

6. 마무리할 때는 깊숙이 숨을 들이마시면서 회음부를 수축하여 자세를 안정시킨다. 숨을 내쉬면서 배를 집어넣고 척추를 편다. 이후 자세를 푼다.

쿤달리니 각성을 위한 가르침

생명의 네 가지 호흡을 탐구하는 동안, 한 호흡에서 다음 호흡으로 넘어가는 구간에 주의해야 한다. 이 미묘한 중간 구간은 계절의 에너지가 변하는 과정에 있어 매우 중요하게 작용한다. 들숨이 충만으로, 충만이 날숨으로, 날숨에서 공허로, 공허에서 들숨으로 변해 가는 흐름을 경험해 보자. 호흡은 끊임없는 변화의 연속이다. 시간을 가지고 호흡의 네 단계를 밟도록 하자. 먼저 끝나 가는 계절의 호흡에 주의를 집중하고, 다음 계절로 넘어가는 중간 호흡을 느껴 보라. 이제 막 시작하는 계절의 호흡에 집중해 보라. 호흡할수록 다가오는 계절의 호흡과 더욱 연결된다.

가을의 기운이 깃들도록 날숨의 원리를 이용한다. 폐에 숨을 가득 채웠다가 내쉬기를 반복하면서 집중한다. 죽은 잎을 떨구고 내려놓는다는 마음가짐으로 호흡하면서 수확하는 가을의 파동을 느낀다. 폐포肺胞(기도의 맨 끝부분에 있는 포도송이 모양의 작은 공기주머니) 속까지 청소한다는 생각으로 호흡한다.

겨울의 기운을 느끼려면 비워진 폐의 모습을 상상하라. 숨을 내쉬고, 완전히 폐를 비우기를 반복하면서 집중한다. 머릿속을 완전히 비운다는 생각으로 호흡한다. 짧은 죽음이 찾아오는 겨울의 공백, 모두 비워 내고 비축할 수 있도록 하는 그 공백을 생각하며 호흡한다. 콩팥에서 번지는 파동 속에서 숨을 쉰다.

다가오는 봄의 기운을 느끼려면 들숨의 도움을 받아야 한다. 폐에 숨을 완전히 비웠다가 다시 들이마시기를 반복하면서 집중한다. 긴 회복기를 갖고 세상에 다시 태어나는 기분으로 호흡하며 재생과 발아의 숨결을 느껴라. 활성화된 간의 해독 작용을 느껴라.

여름의 기운을 느끼려면 가득 찬 폐의 모습을 떠올리자. 숨을 들이마시고, 폐에 숨을 가득 채우기를 반복하면서 집중하라. 충만하고 완전한 기분으로 만족감을 느끼면서 호흡하고, 빛나면서 맥동하는 심장을 느끼면서 호흡하라.

각 계절의 주기가 끝날 때마다 지구와 맞닿아 앉아 있는 자신의 존재감을 느끼면서 넘치는 사계절의 지혜와 함께하고 있음을 느끼자. 단순하게 호흡하면서 내면으로의 여정을 경험해 본다. 신체적·감정적·정신적 또는 에너지와 관련하여 몸이 보내는 모든 메시지를 받아들이고 그 안에서 호흡하자.

원활한 수련을 위한 팁
- 책상다리로 앉아, 아즈나를 응시하면서 기안 무드라 동작을 취하면 신경계를 안정시키고 몸 전반을 안정화시킬 수 있다.
- 응용 : 접지 무드라를 활용하여 동일한 프라나야마를 수행해 본다. 엉덩이 양쪽에 양손 집게손가락과 가운뎃손가락을 땅에 맞대어 연결시킨다. 척추는 곧게 펴고 팔은 뻗는다. 손가락으로 지면을 점점 더 깊게 누르면서 땅과 접지된 상태를 만들고, 호흡의 네 단계를 수행한다.

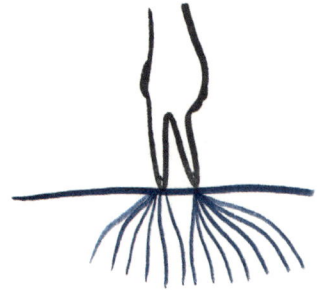

- 기안 무드라 혹은 접지 무드라는 땅과의 연결 고리를 형상화하여 자각할 수 있게 한다. 무드라와 호흡을 통해, 뿌리내리고 안전한 존재라는 사실을 몸 전반에 전달한다. 이 안전함은 자신이 앉은 자리, 특히 땅과 접지하고 있는 좌골에서 시작한다.
- 호흡을 통해 이 안전함을 모든 조직에 각인시킨다. 내 몸을 지지하고 있는 지구를 느끼면서 생명의 흐름을 따라 태어나는 계절이 나를 관통하도록 한다.

동서남북으로 제자리 뛰기

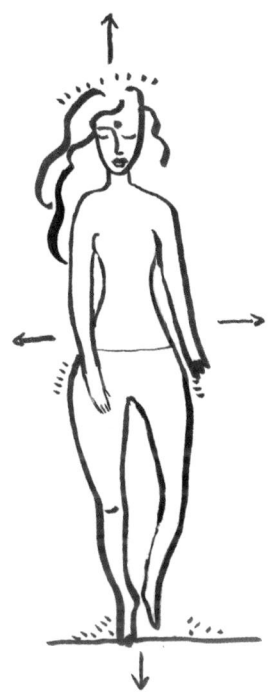

동작

1. 지구의 자전 그리고 사계절의 순환과 조화를 이루기 위해 동서남북으로 몸을 돌리면서 3분간 제자리 뛰기를 한다.
2. 먼저 3분 동안 정면을 보고 뛴다. 이후 3분마다 오른쪽으로 90도씩 회전하면서 제자리 뛰기를 하다가 처음 위치로 돌아온다. 그러면 몸의 모든 세포에서 에너지가 회전하기 시작한다.
3. 눈을 감고 제3의 눈, 아즈나에 집중한다. 눈을 감은 채로 두 눈을 모아 눈썹 사이에 있는 가상의 점을 응시한다.

쿤달리니 각성을 위한 가르침

　이 동작을 할 때는 이끼가 촉촉하고, 이제 막 흙을 갈아엎어 신선한 숲을 처음 맨발로 밟아 본 어린아이처럼 달려라.
　발이 지면에 닿을 때마다 좌골이 떨리면서 이완되는 것을 느껴 보자. 좌골이 해방되면서 다리 쪽으로 신성한 생명 에너지를 순환시킨다. 좌골이 진동하고 밀도가 높아지면서 중력을 회복하고 지구와 다시 이어진다. 팔을 늘어뜨리고, 어깨를 털고, 모든 걸 지구에 내려놓는다. 소리가 날 정도로 최대한 빨리 달려라! 한 마리의 원숭이가 기뻐 날뛰듯 제자리에서 뛰어 보자.

　아침마다 간단한 뛰기를 통해 땅과 회전감각, 지구 중력을 되찾을 수 있다. 지상에서 진정으로 중요한 단 한 가지는 지구와 나의 연결고리, 나의 중력이다. 제자리 뛰기는 그 자체로도 방향 전환 능력을 키우고 에너지를 각성시키는 훌륭한 운동이다. 그리고 다음으로 소개할 운동을 위한 워밍업으로도 좋다.

테크닉에 관한 팁
　당신을 기쁘게 하고 저절로 춤추게 하는 음악을 들어 보자.

지구의 기운을 들이쉬는 운동

동작
　어머니 대지의 자전, 수피 회전춤처럼(이슬람 신비주의 분파인 수피즘 Sufism에서 행하는 명상의 한 방법으로 빠르게 회전하면서 신과의 합일을 추구하는 춤-옮긴이) 몸을 회전시킨다.

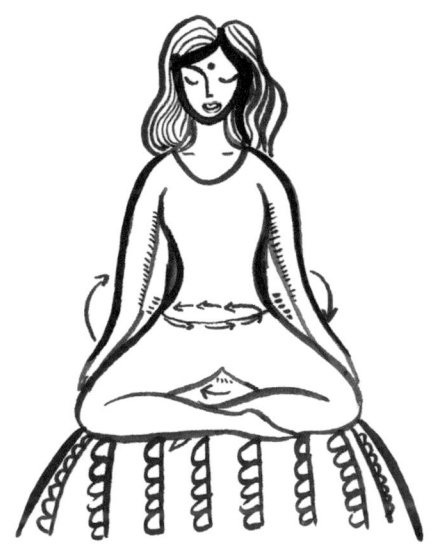

1. 책상다리를 하고 앉아 손으로 단단히 무릎을 잡는다. 원을 그리듯 골반을 움직이면서 척추와 뒷목을 곧고 유연하게 만든다. 팔을 지렛대 삼아, 춤추듯 움직이면서 닫힌 고관절을 열고 바닥에 몸을 더 깊숙이 눌러 앉는다.
2. 눈을 감고 제3의 눈, 아즈나에 집중한다. 눈을 감은 채로 두 눈을 모아 눈썹 사이에 있는 가상의 점을 응시한다.
3. 심호흡한다. 몸을 앞으로 기대며 숨을 마신다. 가슴을 내밀고 턱은 지면에 수평하게 둔다.
4. 몸을 뒤로 기대며 숨을 내쉰다. 턱을 가볍게 목으로 당기고 배꼽을 척추 쪽으로 당긴다.
5. 3분에서 9분간 오른쪽으로 몸을 돌리다가 3분에서 9분간 몸을 왼쪽으로 돌린다.

6. 중심 회전축으로 돌아가듯 몸을 다시 가운데에 정렬시킨다. 척추를 곧게 하고 중앙에서 깊게 심호흡한다. 나선형으로 순환하는 사계절이 척추를 따라, 아래에서 위로, 위에서 아래로 움직일 수 있도록 숨을 불어넣는다.

테크닉에 관한 팁
골반이 앞으로 빠진다면 엉덩이 아래에 작은 쿠션을 놓는다.

쿤달리니 각성을 위한 가르침

앉는 자리가 탄탄하고 흔들림이 없을수록 더 깊게 뿌리내리는 척추를 느낄 수 있다. 척추는 촘촘하면서 동시에 유연해진다.

엉덩이 아래를 받치는 지구의 존재가 몸의 중심축을 안정적으로 만든다. 엉덩이 아래 느껴지는 지구의 존재감이 선명해지는 순간, 골반 안에 일어나는 파동을 느낄 것이다. 골반이 자유로워질수록 사계절의 춤에 더욱 빠져든다. 몸이 유연하게 회전하면 생명의 자전에 가까워지고, 변화에 대한 저항감도 더욱 줄어든다.

머리가 골반의 움직임을 따라가되 이끌지는 않아야 한다. 정신적 차원이 아닌 세포 단위로 변하는 사계절의 속도를 따라가라.

고양이 또는 소 자세

동물성을 자각하고 겸허함을 되찾는 자세이다.

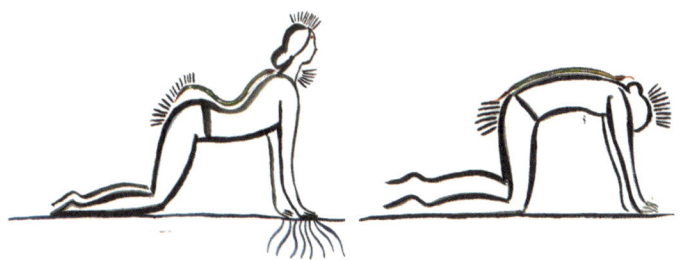

동작

1. 손과 무릎으로 몸을 지지하고, 네발 기기 자세를 취한다. 무릎은 골반 너비로 벌린다. 무릎은 고관절과 일직선상에 위치한다. 팔은 어깨너비만큼 벌려서 뻗는다. 양 손바닥과 손가락은 마치 땅에 박는다는 느낌으로 지면을 누르고, 팔꿈치는 똑바로 편다.
2. 숨을 들이마시면서 등을 활처럼 둥글게 말고, 배꼽을 척추 쪽으로 당긴다. 엉치뼈가 열리고, 척추는 활처럼 휘는 대신 정수리 끝까지 팽팽하게 펴진다.
3. 숨을 내쉬면서 등을 펴고, 배꼽을 지면 쪽으로 내린다. 턱은 가슴 쪽으로 당기고 견갑골을 모아 준다.
4. 눈을 감고 제3의 눈, 아즈나에 집중한다. 눈을 감은 채로 두 눈을 모아 눈썹 사이에 있는 가상의 점을 응시한다.
5. 일정한 속도로 동작을 계속하면서 척추가 춤추고 뱀처럼 다시 유연해짐을 느낀다. 뱀은 쿤달리니를 상징한다. 당신의 척추는 춤추는 생명 에너지의 상징이 된다. 이를 3분간 수행한다.

쿤달리니 각성을 위한 가르침

 네발 자세를 취하는 즉시 지구와 연결되고 동물성이 깨어나는 것을 느낄 것이다. 이 자세는 유년 시절, 네 발로 세상을 탐험하던 시절, 지구에서 처음으로 기어 다니던 시절, 동물성, 다시 말해 격동하는 자연 속에서 생존하고자 했던 본능을 일깨운다. 동물성이 깨어나면 겸허해질 수밖에 없다. 두 손으로 땅의 메시지를 받아들일 때 심장이 채워지는 것을 느껴 보라. 손은 심장 에너지의 연장선으로 심장이 다시 평온하고 일정하게 박동하려면 땅의 에너지가 필요하다. 열 손가락이 땅에 닿으면 뇌의 좌우 반구가 지구로부터 정보를 받아들이고 신경계와 몸 전체가 안정된다.

웅크린 아이 자세
 어머니 대지와 다시 만나는 자세이다.

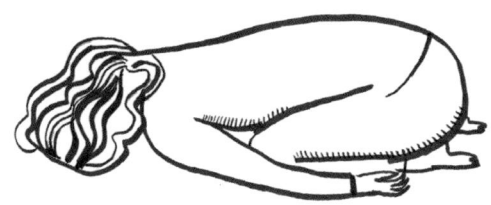

1. 천천히 엉덩이를 발뒤꿈치에 붙이고, 머리는 바닥에 닿게 한다. 팔은 옆구리를 따라 툭 떨어뜨리고, 엉덩이 양쪽에 놓인 손바닥은 하늘을 본다. 숨을 깊게 들이마시고 내쉬면서 머리를 완전히 땅에 내맡긴다.
2. 숨을 마실 때마다, 지구의 무조건적인 지지를 온몸으로 들이마신다.

3. 숨을 내쉴 때마다 모든 부정적인 생각, 제한된 믿음, 육체적 저항, 정신적 긴장을 지구에 맡긴다.
4. 웅크린 아이 자세를 취하면 심상이 머리보다 높은 위치에 있다. 머리를 내리고 견갑골 사이 공간이 열리도록 한다. 심장이 지구 그리고 하늘과 함께 호흡한다.
5. 눈을 감고 제3의 눈, 아즈나에 집중한다. 눈을 감은 채로 두 눈을 모아 눈썹 사이에 있는 가상의 점을 응시한다.
6. 이렇게 2분간 지속한다.

엎드려 춤추기

어머니 대지에게 자신의 몸을 바치는 자세이다.

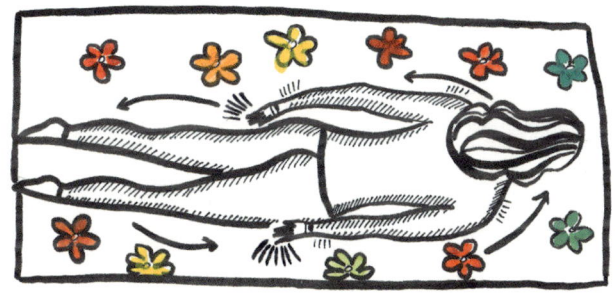

1. 바닥에 배를 대고 엎드린다. 다리는 약간 벌려 지면을 향해 골반을 열어 준다. 팔도 약간 벌려 지면을 향해 가슴을 내민다.
2. 심호흡한다. 배꼽이 지구와 이어져 있다고 생각한다. 배꼽에서 덩굴 한 줄기가 나와 땅 밑으로 들어간다고 상상해 보자. 당신은 땅과 연결된 존재다.
3. 숨을 들이마시면서 모든 모공을 통해 지구를 들이마신다고 생

각한다.
4. 숨을 내쉬면서 몸의 모든 장기를 지구에 맡긴다.
5. 눈을 감고 제3의 눈, 아즈나에 집중한다. 눈을 감은 채로 두 눈을 모아 눈썹 사이에 있는 가상의 점을 응시한다.
6. 엎드린 상태로 춤추기 시작한다. 골반을 이리저리 움직이면서 지면에서 자연스럽게 춤추도록 한다. 척추가 마치 뱀처럼 구불구불 움직이게 한다.
7. 팔, 손, 다리, 발, 머리가 모두 골반과 척추에서 시작되는 움직임을 따라간다. 엎드려서 할 수 있는 모든 동작을 자연스럽고 과감하게 시도해 본다.
8. 5분간 엎드린 자세로 지구와 함께 움직이고 춤춘다.

쿤달리니 각성을 위한 가르침

몸의 모든 세포가 나와 함께 숨을 마시고 내쉰다. 세포 하나하나가 살아 있는 의식체의 중심이라고 상상해 보자. 내 몸을 모태인 지구와 밀접하게 연결된 살아 있는 의식체로 만들자. 천천히 고관절을 움직여 땅과 닿아 있는 생식샘을 풀어 주고, 생명과 사랑을 나누듯이 춤추라.

- 함께 들으면 좋은 음악 : 레인 레드먼드와 토미 브륀제스*Layne Redmond & Tommy Brunjes*, 〈Moroccan Moon〉

마무리

1. 사바사나 자세를 하고 7분에서 11분간 이완한다.
2. 내 몸을 지탱하고 모든 세포를 사랑하는 지구를 느끼면서 숨을 들이마시고 내쉰다.

불안을 잠재우는 프라나야마

몸을 이완한 다음 의식적 호흡을 통해 비장을 진정시킨다.

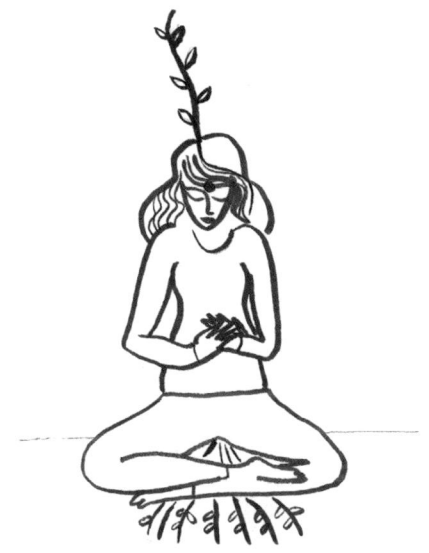

동작

1. 먼저 조용히 앉아 시간을 갖는다.
2. 왼손바닥을 비장 위에 놓고 오른손바닥으로 왼손을 덮는다. 왼쪽 가슴 횡격막 아래에 비장이 있는데, 평화롭게 숨 쉬게 달래는 느낌으로 땅의 기운이 가득한 숨을 비장에 불어넣는다고 생각하며 심호흡한다.
3. 평화는 들이마시고, 불안은 가장 깊이 있던 것까지 모두 내뱉는다. 코로 6초에서 9초 숨을 마시면서 배가 팽창하고 횡격막이 내려간다. 다시 코로 6초에서 9초간 숨을 내쉬면서 배가 척추 쪽으로 들어가고, 척추는 하늘을 향해 늘어난다.

4. 눈을 감고 제3의 눈, 아즈나에 집중한다. 눈을 감은 채로 두 눈을 모아 눈썹 사이에 있는 가상의 점을 응시한다. 지구 들이마시기 운동과 별도로 원할 때 언제든지 이 호흡법을 수행할 수 있다.

5. 앉아서 몸을 그라운딩하고 '사트 남' 만트라를 암송하면서 수련을 마무리한다.

야외에서 하는 명상

'사-타-나-마 SA-TA-NA-MA' 만트라를 챈팅하면서 최소 11분간 맨발로 흙이나 모래를 밟으며 생명의 순환을 따라 걷는다[26].

사 타 나 마

---

[26] 암리트 남 사로바르 스쿨 Amrit Nam Sarovar School 카르타 싱 Karta Singh의 가르침에서 착안한 명상법.

반복되는 '사-타-나-마' 만트라의 울림이 당신을 감싸고 생의 순환, 사계절의 순환이 몸속에 각인된다. 만트라를 소리 내며 반복하는 자파는 시간의 순환을 발견하고, 몸의 통제실을 재편하여 약동하는 생명을 따라 움직이게 한다. 이는 같은 동작이나 말을 되풀이하면서 세상을 배우는 어린아이의 반복과 같다. 납작한 시간관에 갇혀 있다면, 소리의 반복은 그저 지루하기만 할 것이다. 반대로 도의 세계에 있다면, 만트라를 반복하면서 점점 흥분될 것이다.

- '사-타-나-마' 만트라의 의미 : '사'는 만물의 시작, '타'는 삶의 경험, '나'는 죽음과 변화, '마'는 재탄생을 뜻한다.

무드라

만트라를 노래할 때 손가락 동작을 더한다. 손가락이 추는 춤은 변화, 다시 말해 한 상태에서 다른 상태로의 이행을 뜻한다.

- 사 : 엄지와 검지가 만난다.
- 타 : 엄지와 중지가 만난다.
- 나 : 엄지와 약지가 만난다.
- 마 : 엄지와 소지(새끼손가락)가 만난다.

걸음걸이를 조절하여 생명의 속도에 몸을 조화시키도록 한다. 한 발자국씩 걸을 때마다 만트라 음절 하나하나가 몸 전체에 공명한다. 만트라와 손가락 동작에 걸음을 맞춘다. 한 걸음 떼고, '사'를 진동시키고 엄지와 검지를 붙인다. 다시 한 걸음 떼면서, '타'를 진동시키고 엄지와 중지를 붙인다. 다시 한 걸음 떼면서, '나'를 진동시키고 엄지와 약지를 붙인다. 다시 한 걸음 떼면서, '마'를 진동시키고 엄지와 소지를 붙인다. 이러한 방식으로 만트라의 반복이 손가락, 발, 몸 전체를 지나도록 한다.

쿤달리니 각성을 위한 가르침

모든 세포가 진동하게 한다. 무드라 동작과 함께 걸으면서 울리는 만트라 소리가 사계절의 변화를 흡수해야 하는 몸의 신체 부위와 조화를 이룬다. 손동작으로 뇌의 좌우 반구 사이에 균형이 생긴다. 이 섬세한 균형감이 몸에 각인되면서 다가올 계절과 조화를 이룬다.

원활한 수련을 위한 팁

- 일정 시간 걸으면서 속도를 유지할 수 있도록 음악을 이용한다.
- 이 책에서 추천하는 음악을 활용할 경우, 세 종류의 만트라를 듣게 될 것이다. 큰 소리인 인간의 언어, 속삭이는 연인의 언어, 침묵하는 천사의 언어다.

- 함께 들으면 좋은 음악 : 데브 슈룹 카우르$^{Dev\ Suroop\ Kaur}$, 사-타-나-마, 〈Kirtan Kriya〉(키르탄 크리야는 명상 음악을 반복적으로 청취하며 손가락을 움직이는 명상법-옮긴이). 이 버전의 오디오는 11분, 31분, 62분 길이에 따라 명상을 안내할 것이다. 점차 시간을 늘려 시도하되 62분짜리 명상 걷기는 지도자의 도움을 받아 충분히 경험을 쌓고 난 다음 하도록 한다.

환절기의 리추얼

굵은소금을 넣은 물에 족욕을 해 보자. 이는 뿌리를 씻어 내는 의식이다.

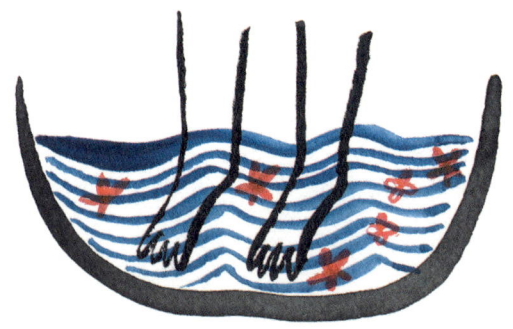

소금은 몸의 에너지장을 정화하는 데 탁월하다. 발을 깨끗이 닦고 찬양하는 행위는 몸의 뿌리를 가꾸고, 모든 부정적인 생각에서 벗어난 당신의 토양을 되찾는 일이다.

준비물

- 초
- 인센스 스틱이나 화이트 세이지
- 성냥 혹은 라이터
- 의자나 보조 벤치
- 따뜻한 물이 담긴 대야(되도록 뿌리를 상징하는 붉은색의 대야)
- 굵은 히말라야 소금
- 꽃잎이나 찻잎 같은 말린 허브 혹은 입욕 오일

진행 순서
1. 초에 불을 켜 의식을 시작한다. 인센스나 화이트 세이지를 피워 신성한 공간을 정화한다.
2. 따뜻한 물을 대야에 조심히 붓는다.
3. 꽃잎이나 말린 찻잎 혹은 입욕 오일을 뿌린다.
4. 대지와 연결된 자신을 찬양한다는 느낌으로 흩뿌려진 꽃잎마다 숨을 불어넣는다.
5. 굵은소금 한 줌을 물에 뿌려 넣는다.

동작
1. 앉은 상태로 발을 따뜻한 소금물에 담근다.
2. 손은 무릎에 올려놓고, 새로운 숨을 들이마시고, 묵은 숨은 내쉬면서 다가오는 계절로 넘어가는 변화를 맞이한다!

리추얼을 하기 좋은 때
뿌리가 뽑힌 느낌이 들 때, 다시 새로운 뿌리가 자라 몸과 소망에 단단한 기초를 심어 줄 때까지 의식을 실행한다. 만약 머리가 아프다면 페퍼민트 에센셜 오일을 다섯 방울 떨어뜨린다. 뿌리가 제대로 고정되지 않은 경우 두통이 생길 수 있다.

가을의 쿤달리니 : 내쉬고, 내려놓고, 성숙해지는 시간

- **연관된 호흡** : 날숨
- **연관된 감정** : 노스탤지어(향수)
- **연관된 의지** : 낙엽을 떨어뜨리겠다는 의지

- **연관된 진동** : 고통 없이 낙엽을 떨궈 주는 바람의 진동
- **연관된 장기** : 슬픔과 내면의 탄력성에 관여하는 폐

가을날
바이올린의
긴 흐느낌이
단조로운
우수로
내 마음을 아프게 하네.

정각을 알리는 소리에
답답하고
숨이 막혀
지난날을 떠올리며
눈물을 흘린다.

휘몰아치는
모진 바람을 따라
나는 가네
이리저리
날리는 낙엽과 같이.

_폴 베를렌느*Paul Verlaine*, 〈사투르누스의 시〉

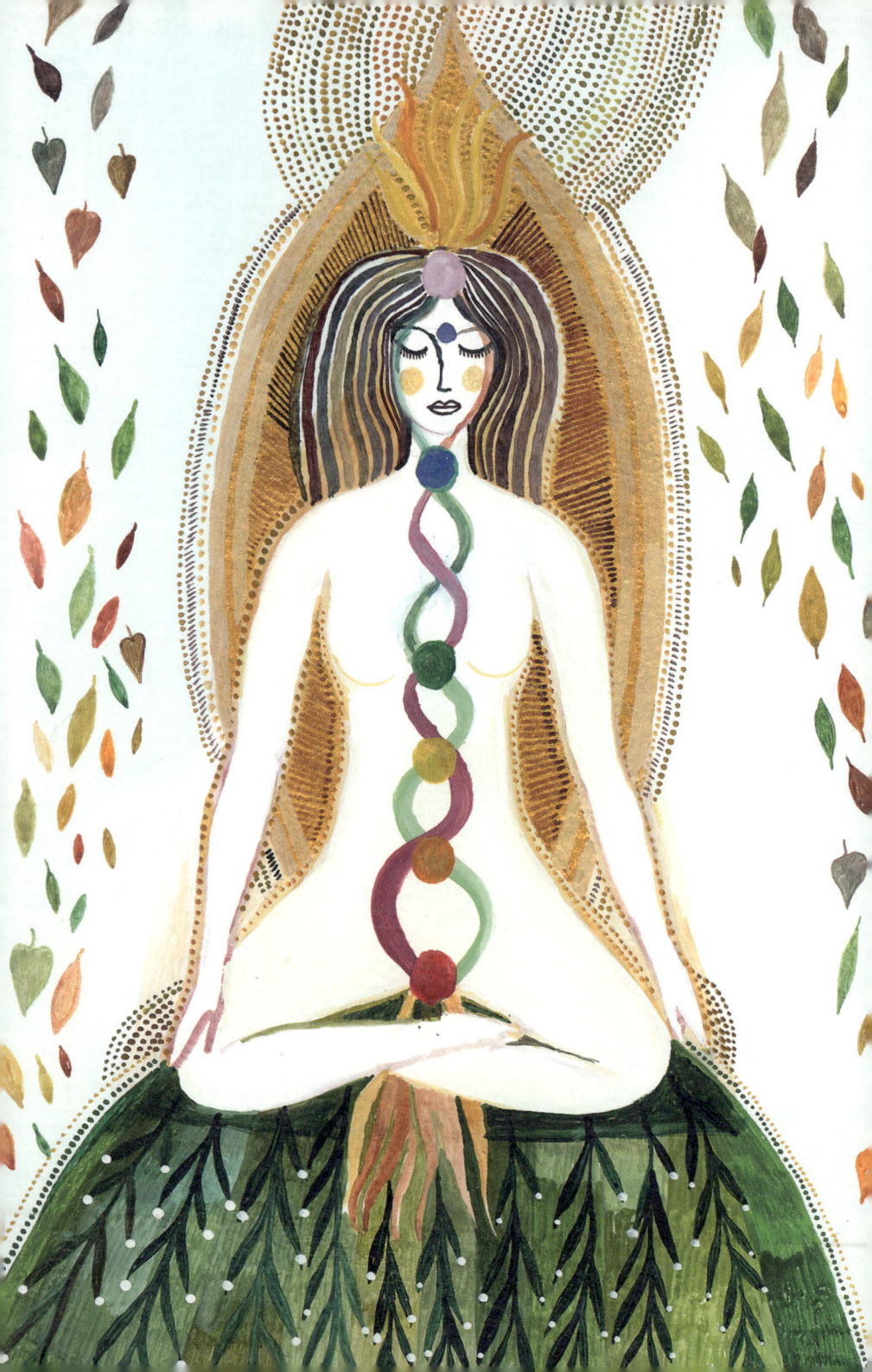

가을, 역동적인 활력과 낙엽 그리고 수확의 계절

가을은 천천히 속도를 늦추는 시기다. 겨울에 모든 것이 위축되기 전에 차츰 잎이 떨어지고, 내면으로 숨어들기 시작하는 계절이다. 햇볕을 흡수하는 잎들이 떨어지면 나무는 좀 더 깊은 내부의 생명 활동에 접어들고, 가을바람은 쓸모없는 것들을 쓸어 내고 정화한다.

가을은 폐의 비밀과 연결되어 몸속 폐포에 다시 적응하는 시간이다. 공기와 연관된 폐는 몸 안의 신축성과 관련된 장기다. 들숨과 날숨의 리듬에 따라, 폐가 팽창했다가 수축하면서 (우리 눈에 보이지 않지만) 매우 중요한 유연성을 담당하고 있다. 공기를 흡수하고 배출하는 장기의 유기적 탄력성이 없었다면 어떤 운동도 불가능했을 것이다.

가을의 자연은 아름답다. 나뭇잎이 노랗고 붉게 옷을 갈아입고 땅으로 떨어지는 계절이다. 우리가 가을에 낮이 짧아지는 것을 슬퍼한다면 자연은 이 내려놓음의 시간을 축하하고 기뻐한다. 자연과 함께 가을을 축하하면서 노스텔지어로부터 폐를 자유롭게 해방시켜 보자!

폐에 활력을 불어넣는 프라나야마

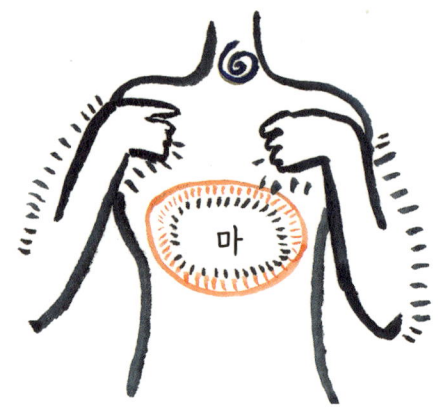

동작

1. 책상다리를 하고 앉아서 팔꿈치는 갈비뼈에 붙인다.
2. 요기의 방식에 따라 주먹을 쥔다. 엄지를 손바닥 안쪽으로 집어넣고 나머지 손가락으로 엄지를 감싸 주먹을 쥔다.
3. 주먹을 쥔 손으로 가슴을 힘차게 두들겨 폐포가 움직이게 한다. 계속 두드리면서 가슴으로 '마-----MAAAAAA 만트라'를 암송하고 몸 전체에 울리도록 한다.
4. 눈을 감고 제3의 눈, 아즈나에 집중한다. 눈을 감은 채로 두 눈을 모아 눈썹 사이에 있는 가상의 점을 응시한다.

호흡

1. 가슴 깊이 숨을 들이마셔 폐활량을 늘리는 연습을 한다. 숨이 가득 차면서 배가 팽창하고 횡격막이 내려간다.
2. '마 만트라'를 챈팅하면서 날숨에 진동이 일어나도록 한다. 폐

가 다 비워질 때까지 만트라를 진동시키면서 폐활량을 늘린다. 마치 지구를 부른다는 느낌으로 '마' 소리를 진동시킨다. 지구를 향한 부름이 퍼지도록 한다. 두드리고 진동하면서 내면의 노스탤지어와 슬픔에서 벗어난다.

3. 가슴을 두드리며 흉곽 위쪽이 튀어 오르는 것을 느낀다. 건강한 가을을 위한 소중한 지원군이자 면역 체계를 보호하는 흉선胸腺(가슴의 중앙부에 위치하는 나비 모양의 림프 기관)에 활력을 불어넣어 주도록 하자.

춤추는 나무 자세

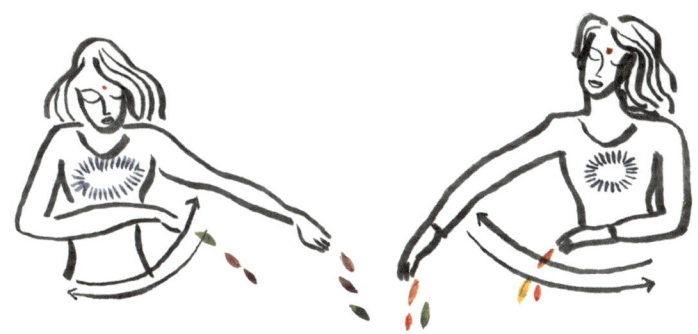

동작

1. 서서 다리를 골반 너비로 벌린다. 척추는 곧게 펴고 두 발로 땅을 단단히 딛고 선다.
2. 땅과 수직으로 서서 숨을 들이쉬고 내쉰다. 들숨에 정수리 끝까지 척추를 늘린다. 날숨에 배를 가볍게 집어넣고 숨을 대지로 보낸다는 느낌으로 발까지 호흡을 불어넣는다.

3. 상체를 비틀면서 팔도 함께 이리저리 움직이게 한다. 척추에 묻은 일상의 스트레스*를 털어 낸다는 느낌이다. 팔을 몸통에서 떼어 내는 것처럼 사방으로 흔든다. 팔이 춤추게 한다.
4. 손이 몸을 두드리고 마사지하게 한다. 움직임을 따라 호흡을 조절한다.
5. 두 눈은 감은 상태로 제3의 눈, 아즈나를 응시한다. 이를 3분에서 5분간 계속한다.

쿤달리니 각성을 위한 가르침

몸통은 나무줄기, 팔은 바람에 흔들리는 가지, 손은 나뭇잎이다. 팔과 손이 몸을 두들길 때마다 몸의 낙엽이 아무런 저항 없이 자연스레 땅으로 떨어지는 느낌이다. 저버린 기대와 향수를 내려놓는다고 상상한다.

가을은 과일이 익어 가는 계절이다. 한 해의 마지막 결실이 발밑에 떨어진다고 상상해 보라. 당신은 이제 떨어져 있는 열매를 줍기만 하면 된다.

- 함께 들으면 좋은 음악 : 더 집시 카라반*The Gypsy Caravan*, 〈Hillside〉

뒤로 풍차 돌리기 자세

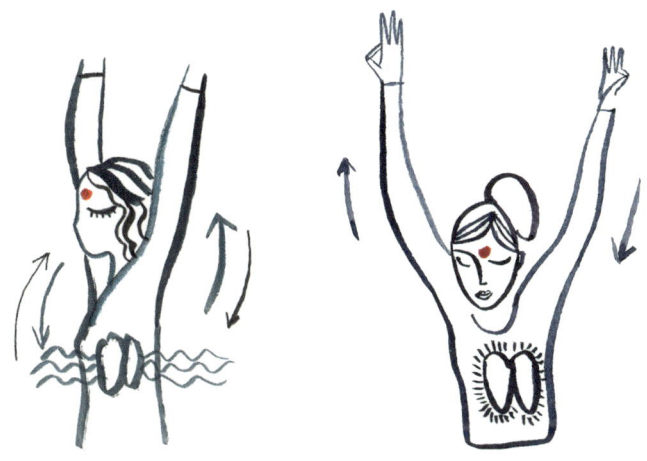

동작

1. 서 있는 상태에서 위아래로 호흡한다.
2. 다리는 골반 너비만큼 벌리고 팔을 뒤로 돌린다.
3. 팔을 뻗어 최대한 머리에 가깝게 붙인 상태로 돌리면서 가슴을 내민다.
4. 눈을 감고 제3의 눈, 아즈나를 응시한다.

호흡

1. 팔을 옆구리에 두고 깊게 내쉬면서 시작한다.
2. 발은 자석처럼 땅에 붙어 있고 척추는 하늘을 향해 늘어난다.
3. 팔을 들어 올려 귀 옆에 붙이고 뒤로 돌린다. 멈추지 않고 팔을 뒤로 돌리면서 원을 그리고, 팔 동작과 호흡을 일치시킨다.

무드라

팔을 힘차게 돌리는 동안 엄지손가락과 새끼손가락을 붙인다. 이 손동작은 나의 기대를 자유롭게 해방시키는 무드라다.

4. 3분에서 5분간 팔을 돌린다.
5. 마무리할 때는 모든 저항감을 떨어뜨리고 불필요하게 붙어 있는 모든 것을 떨어뜨리듯이 세차게 손을 흔든다.

쿤달리니 각성을 위한 가르침

마치 뒤로 돌아가는 풍차가 된 느낌으로 동작을 진행하자. 손가락이 하늘을 볼 때마다 폐포들이 호흡하고 손가락이 땅을 볼 때마다 좌절된 모든 기대가 땅에 떨어지고 자유로워질 것이다.

- 함께 들으면 좋은 음악 : 프렘 조슈아*Prem Joshua*, 〈Dance of Kali〉

앞으로 풍차 돌리기 자세

동작

1. 서 있는 상태에서 위아래로 호흡한다.
2. 다리는 골반 너비로 벌리고 팔을 뒤로 돌린다.
3. 팔을 뻗어 최대한 머리에 가까이 붙인 상태로 돌리면서 견갑골 사이가 벌어지도록 한다. 손은 마치 나뭇잎처럼 쫙 펼친다.
4. 눈을 감고 제3의 눈, 아즈나에 집중한다. 눈을 감은 채로 두 눈을 모아 눈썹 사이에 있는 가상의 점을 바라본다.
5. 1~2분 동안 아주 빠르게 팔을 돌린다.
6. 마무리할 때는 손을 세게 턴다. 계속 손을 털면서 내 주변에 먼지를 쓸어 내듯 몸 주위로 손을 움직인다. 눈에 보이지 않는 몸을 털어 내는 이 섬세한 청소를 통해 완전히 허물을 벗겨 낼 수 있다.

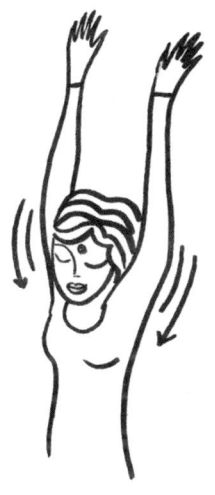

쿤달리니 각성을 위한 가르침

앞으로 돌아가는 풍차가 된 느낌으로 동작을 수행한다. 견갑골 사이가 벌어지는 것을 느낀다. 공간을 열어 폐에서 돋아난 날개를 펼치듯 한다. 손가락 끝까지 펼쳐지는 날개를 느낀다. 스스로 날개를 펼쳐 날아가지 못하게 막는 모든 요소를 버린다.

날개 펼치기 자세

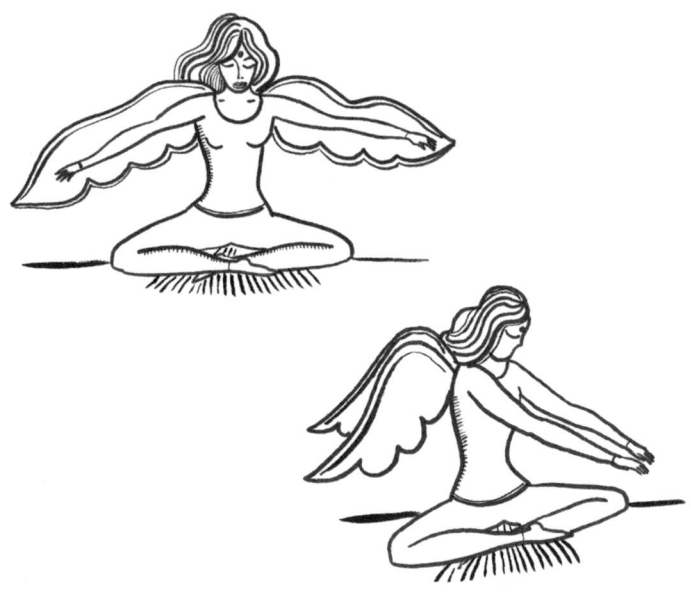

동작

1. 심호흡을 한 다음 자리에 앉는다.
2. 항문을 자석처럼 지구에 접지한 상태로 단단히 고정하면 날개가 크게 펼쳐질 것이다! 안정적인 자세로 몸을 땅에 고정하지 않으면, 가슴을 자신 있게 여는 것도 불가능하다는 점을 명심한다. 자신감은 견고한 뿌리에서 나온다.
3. 팔을 지면과 수평하게 앞으로 뻗는다. 두 손바닥은 서로 닿지 않되 마주 보는 상태로 서로를 끌어당긴다. 양손이 서로 마주 보는 상태에서 왼손바닥과 오른손바닥 사이에 미묘한 교감이 형성되는 것을 느낀다.

4. 숨을 들이마시면서 팔을 좌우로 벌리고 뒤로 크게 젖힌다. 팔은 지면과 수평하고, 견갑골 사이가 좁아진다.
5. 숨을 들이마시고 가슴을 최대한 내민다. 숨을 내쉬면서 팔을 다시 모아 손바닥이 닿지 않고 서로 마주 보게 한다. 숨을 내쉬면서 턱을 가볍게 집어넣고 견갑골 뒤의 공간을 열어 준다(견갑골 사이가 멀어지게 한다).
6. 눈을 감고 제3의 눈, 아즈나를 응시한다.
7. 날개가 완전히 펴지게 한다는 느낌으로 3분간 계속한다. 필요한 경우 자세를 취한 다음, 다리를 뻗어도 좋다.
8. 마무리할 때는 숨을 들이마시면서 팔을 좌우로 크게 벌린다. 폐와 배에 숨을 가득 채운 다음, 회음부를 조여 자세를 안정화한다. 숨을 내쉬면서 팔을 그대로 유지하고 척추를 펴면서 천천히 자세를 푼다.

쿤달리니 각성을 위한 가르침

들숨에 가슴과 폐의 폐포가 열리는 것을 느낀다. 날숨에 견갑골이 열리고 그 자리의 날개가 펼쳐지는 것을 느낀다. 에너지적으로 팔을 여는 동작은 세상을 포옹하는 힘을 키워 준다. 당신은 이제 오래된 기운을 떨구고 새로운 기운을 감싸 안을 준비가 되었다. 여름 햇볕 아래 무르익은 열매를 수확할 준비가 끝났다.

폐로 명상하는 호흡법

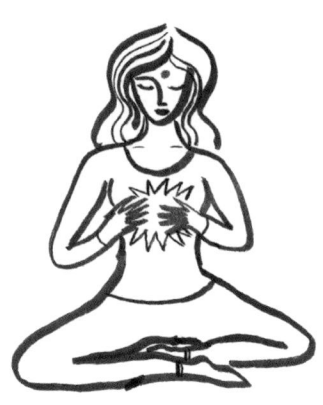

동작

1. 책상다리를 하고 차분하게 앉는다.
2. 척추는 곧게 세우고 팔은 이완된 상태다.
3. 오른손을 오른쪽 폐 위에 올려놓는다. 왼손은 왼쪽 폐 위에 올려놓는다.
4. 폐가 가득 찰 때까지 숨을 들이마시면서 배를 부풀리고 폐가 재생되는 것을 의식한다.
5. 폐가 완전히 비워질 때까지 숨을 내쉬면서 배는 가볍게 집어넣고 폐가 정화되는 것을 의식한다. 묵은 숨을 내뱉으면서 두 손으로 폐를 가볍게 압박한다.
6. 눈을 감고 시선을 모아 제3의 눈, 아즈나를 응시한다.
7. 이를 3~5분간 계속한다.

마무리

1. 7분 동안 지구에 완전히 몸을 맡긴 채 새로운 기운을 들이마시고 묵은 기운은 내뱉는다.
2. 앉아서 몸을 그라운딩하고 '사트 남' 만트라를 암송하면서 수련을 마무리한다.

가을의 요가 리추얼

가을은 낙엽을 대청소하는 시간이다. 마음의 낙엽을 실제로 구현해 보고, 이를 주워 자연으로 돌려보내자.

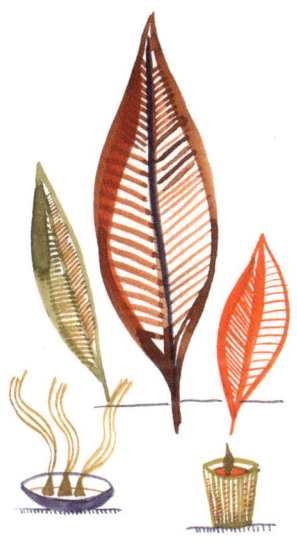

준비물

- 초나 인센스 스틱
- 성냥 혹은 라이터
- 자연에서 주운 낙엽
- 상자 1개

진행 순서

1. 야외로 나가 울긋불긋한 낙엽을 모은다. 나뭇잎 하나하나가 마음의 낙엽을 나타낸다. '재능이 없다, 잘생기거나 아름답지 않

다, 무능하다……' 같은 자기 제한적 믿음, 슬픔, 잘못된 식습관이나 흡연같이 오래 굳어진 버릇이 모두 마음의 낙엽이다. 각 낙엽의 의미를 생각하면서 호흡한다.

2. 집으로 돌아와 조용한 곳에 나뭇잎을 모아 놓고 그 앞에 앉는다. 초와 인센스 스틱에 불을 켜 낙엽과 소통하는 공간을 만든다. 다시 살아날 준비가 된 것에 귀 기울인다. 자기 안에서 이미 죽어 버린 것, 그런데도 버리지 못해 일상에서 불필요하게 어깨를 짓누르는 것을 모두 받아들인다.

3. 몸의 일부를 쓰다듬듯 낙엽을 어루만진다. 아름다운 낙엽과 그 위로 돋아난 잎맥을 살펴본다. 이 삶의 잎맥이 바로 당신이다.

4. 낙엽과 함께 명상한다. 숨 쉴 때마다 의식적인 작별 인사를 보낸다.

5. 명상이 끝나면 낙엽을 마련한 상자에 넣는다(직접 장식한 신발 상자를 사용해도 좋다). 낙엽이 부르는 소리가 들릴 때면 언제든지 낙엽과 함께 명상할 수 있다.

6. 어느 정도 자신이 성숙하고 준비되었다는 생각이 든다면, 낙엽을 다시 자연에 돌려주면서 더 이상 나의 일부가 아닌 것까지 상징적으로 버린다. 낙엽을 떨어뜨리면서 앞으로 걷는다. 절대 뒤돌아보지 않는다. 모두 어머니 자연의 품에서 새롭게 태어날 것이다.

리추얼을 하기 좋은 때

9월 21일과 23일 사이(추분)에 하기에 적절하다. 향수와 슬픔으로 폐가 무거운 느낌이라면 바로 리추얼을 실행해 보자. 늦어도 12월에는 낙엽을 자연에 돌려주는 것이 바람직하다.

겨울의 쿤달리니 : 무(無)와 휴면의 시간

- **연관된 호흡** : 폐를 비우기
- **연관된 감정** : 조상으로부터 내려온 두려움
- **연관된 의지** : 재생의 '무'로 들어가기
- **연관된 진동** : 물
- **연관된 장기** : 몸속 물의 균형을 관장하는 신장

영원한 사랑을 간직하라.
겨울이라고 별의 불꽃이 꺼지던가?
신이 하늘에서 아무것도 지우지 않듯
어떤 것도 너의 영혼에서 지우지 말라!

_ 빅토르 위고, 《어느 영혼의 기억들》

겨울, 활력을 준비하기 위한 휴면[27]의 계절

겨울은 자연이 작은 죽음을 맞는 계절이다. 신비로운 변화의 힘을 품은 대지 위로 모든 게 추위로 얼어붙고, 위축되고, 휴면하고 완전히 둔화되는 동결의 계절이다. 하지만 헐벗은 나무가 죽은 것처럼 보일지라도 이는 착각에 불과하다. 나무는 줄기와 뿌리 속에서 생명 유지를 위해 꿋꿋하게 일하고 있다. 싹을 틔우기 위해 보이지 않는 곳에서 계속 움직이고 있다.

우리 몸도 이와 같은 삶의 원동력을 따른다. 사람의 몸도 나무처럼

---

[27] 생물학 용어로 생물의 신진대사가 떨어지고 일시적으로 활동을 멈춰 땅속으로 들어가는 시기를 일컫는다. 강력한 재생과 봄의 개화를 준비하는 시기이기도 하다.

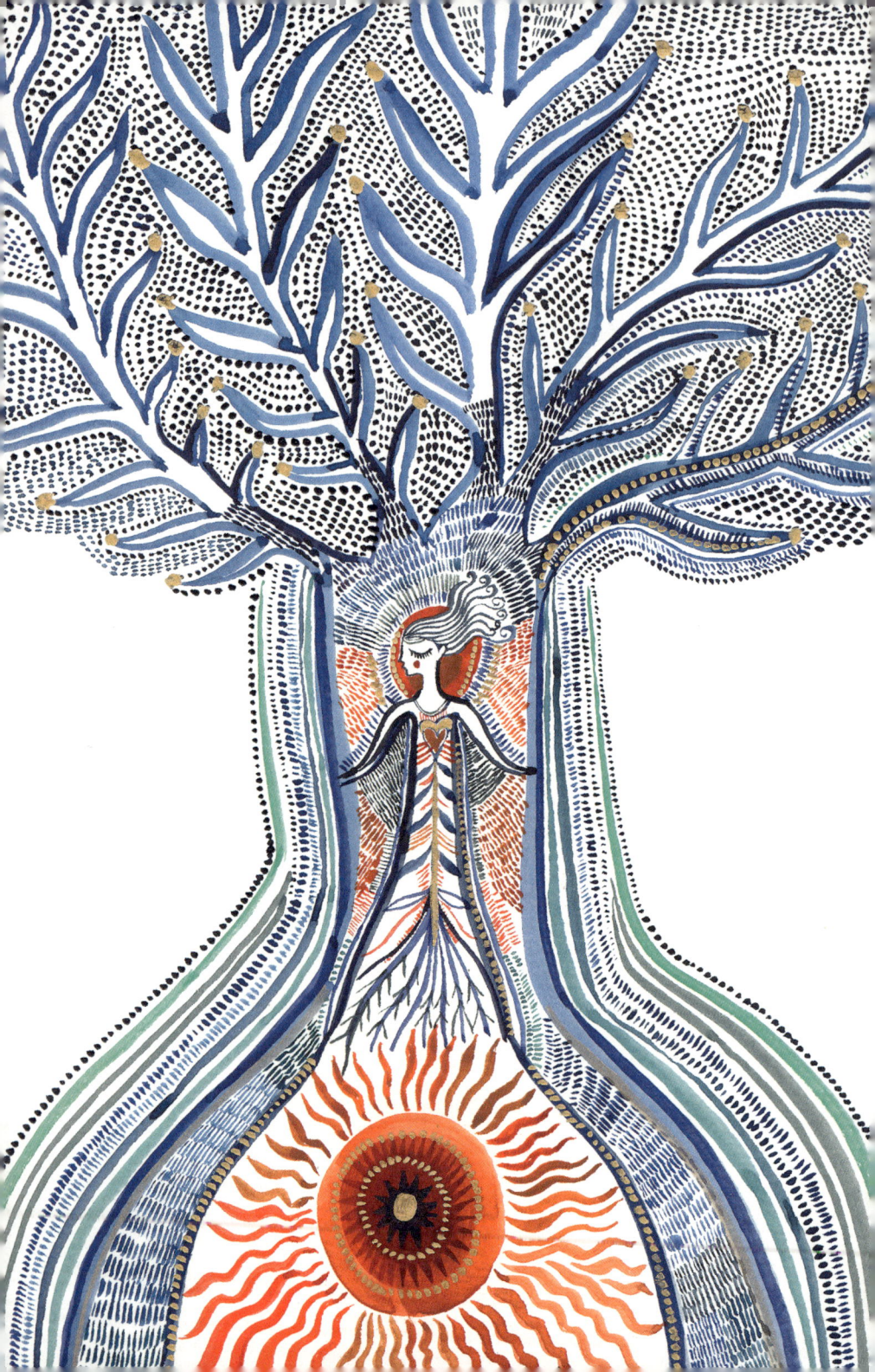

동면에 들어간다. 자연과 똑같은 형태로 삶의 정체기를 겪으면서 생명력이 되살아난다. 겨울의 쿤달리니는 생명 에너지를 보존하기 위해 동면하면서 재생을 경험하는 시간이다. 우리의 꽃이 봄에 피지 못하도록 방해하는 장애물을 모두 제거하는 시간이기도 하다. 겨우내 신체에 감춰진 활동을 발견하고 활성화하려면 신장의 마법을 파헤쳐야 한다. 감정적·에너지적으로 보면 신장은 우리의 모든 두려움과 내면 깊숙이 자리한 거부 반응, 다시 말해 억압되고 숨겨진 상태로 조상으로부터 물려받은 모든 공포가 저장된 공간이다. 그러나 숨 가쁘게 돌아가는 도시는 잠시 숨을 고르고 생명의 동굴 속을 탐험할 여유를 허락하지 않았다. 체액을 관장하는 신장 활성화 운동을 통해 이제 그곳을 마음껏 탐색하시라!

'마법의 콩'[28] 깨우기 자세

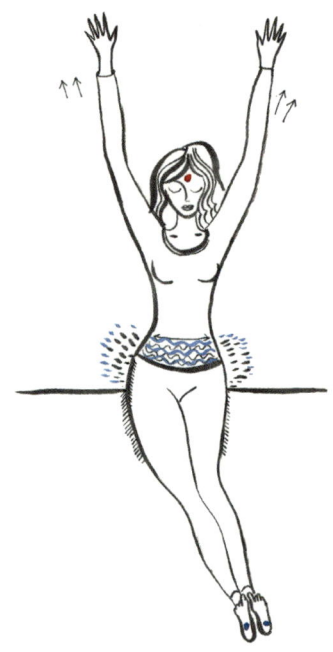

동작

1. 다리를 뻗고 앉는다. 필요한 경우 다리를 살짝 벌려도 좋다. 등 아래쪽을 보호하기 위해 허리가 휘지 않도록 주의하면서 척추를 곧게 세운다.

2. 발목은 몸쪽으로 꺾어 발바닥이 정면을 보도록 한다. 팔은 하늘을 향해 뻗어 귀 옆에 붙인다. 이 상태에서 엉덩이를 땅에 대고 움직이면서 좌골이 접지면에 공명하도록 한다. 발가락 끝과 손

[28] 강낭콩 형태의 신장을 가리킨다.

가락 끝에서부터 신장을 잡아당긴다는 느낌으로 팔은 곧게 펴되 유연하게 유지한다.
3. 지구와 함께 자전하기 시작하는 콩팥을 느낀다. 신비한 콩팥이 늘어나고 호흡하는 것을 느낀다. 심호흡하면서 엉덩이를 들썩여 에너지가 요동치게 한다. 마치 신장이 춤추는 것처럼 동작을 수행한다.
4. 양팔을 하늘로 뻗은 상태에서 눈을 감은 채로 시선을 모아 제3의 눈을 응시한다. 2~5분간 계속한다.
5. 숨을 들이마셔 폐를 가득 부풀린 채 팔을 크게 벌린다. 숨을 내쉬면서 다리 위로 상체를 숙여 몸을 접으며 서서히 이완한다.

쿤달리니 각성을 위한 가르침

운동하는 내내 엉덩이 아래에서 땅이 흔들리면서 몸 기저에서 흐르는 물을 깨우는 느낌이다. 앉은 상태에서 들썩이는 속도를 유지하면서 신장을 각성시킨다. 팔을 길게 뻗어 신장이 자라나고, 정화력도 따라서 늘어난다. 신장은 배설액(소변)의 생성에 관여하는 아주 중요한 장기이므로 신장의 작용을 돕도록 하자! 신장을 활성화하면 질병에 대한 두려움, 실패에 대한 두려움, 파산에 대한 두려움, 죽음에 대한 두려움, 미움 받는 것에 대한 두려움 등 해묵은 고질적인 두려움이 모두 다시 수면 위로 떠오를 것이다. 만약 자신에 대한 내용만 떠오른다면 가족에 대한 두려움도 떠오를 때까지 기다려 보자. 운동하는 동안 지원군이 되어 줄 것이다. 신장이 춤추도록 움직이고, 배설액이 활발하게 생성되어 자연스럽게 두려움까지 배출된다. 두려움에 대한 자각은 그것에서 벗어나기 위한 첫걸음이다. 신장과 추는 춤이 두려움을 치료한다.

내면에서 헤엄치기 자세

동작

1. 같은 자세에서 다리를 앞으로 뻗고 자유형 동작을 하듯 심호흡하면서 팔을 앞으로 멀리 뻗어 낸다.
2. 눈을 감고 제3의 눈, 아즈나에 집중한다. 눈을 감은 채로 두 눈을 모아 눈썹 사이 위치한 가상의 점을 응시한다.
3. 자유형 동작을 할 때마다 머리와 등에 힘을 완전히 뺀다. 턱은 자연스럽게 가슴을 향해 당긴다. 턱을 당기면 면역 계통을 담당하는 생식샘인 가슴샘까지 자연스럽게 마사지된다. 이 가슴샘은 목의 맨 아래, 좌우 폐 사이 흉곽 윗부분에 위치해 있다. 이 동작은 가슴샘에 활력을 불어넣어 겨울철 질병과 감염으로부터 몸을 보호해 준다.
4. 몸을 앞으로 멀리 보내면서 자유형 동작을 하고, 팔을 움직일 때마다 등 아래쪽을 쭉 늘린다. 등의 아래쪽이 펴지면서 신장의 문이 열린다.
5. 동작을 3~11분간 계속한다.

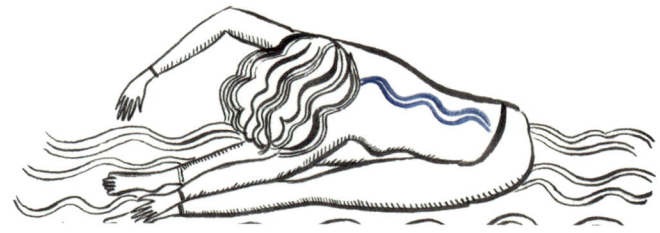

쿤달리니 각성을 위한 가르침

이 상징적인 수영 동작을 통해 몸은 근본 원소 중 하나인 물과 연결된다. 신장의 호흡을 느껴 보자. 신장이 숨을 쉴수록 배설액이 이동하는 통로 또한 함께 열린다. 겨울이 선사하는 연금술의 주인공이 되어 깊은 내면의 정화 과정을 직접 이끌어 보자.

- 함께 들으면 좋은 음악 : 프렘 조슈아, 〈Nank〉

하늘 향해 골반 열기 자세

동작

1. 등을 대고 누운 다음, 무릎을 가슴으로 가져와 등 아래쪽을 스트레칭한다.
2. 좌우로 몸을 흔들면서 허리를 마사지한다. 1분에서 2분간 움직인다.
3. 무릎은 계속 접은 상태로 발뒤꿈치를 땅에 내려놓는다. 뒤꿈치는 골반 너비로 벌리고, 바닥에 완전히 붙어 있도록 한다. 뒤꿈치에서 자라나 땅 깊숙이 파고드는 뿌리를 상상한다.

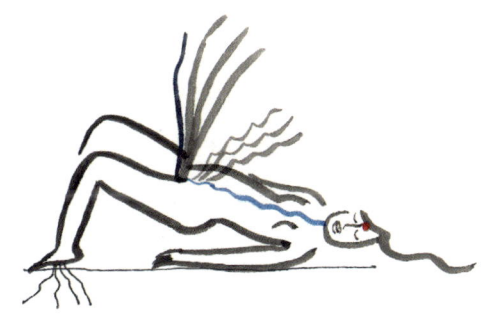

4. 가능하다면 손으로 발목을 잡아도 좋다. 아니라면 손바닥은 하늘을 보게 하고, 엉덩이 양쪽에 손을 내려놓는다. 숨을 들이마시면서 엉덩이를 지면에서 떼고 하늘을 향해 골반을 편다.
5. 눈을 감고 제3의 눈, 아즈나에 집중한다. 눈을 감은 채로 두 눈을 모아 눈썹 사이에 있는 보이지 않는 가상의 점을 응시한다.
6. 심호흡하면서 1분에서 3분간 이 자세를 유지한다.

|쿤달리니 각성을 위한 가르침|

골반에서 목구멍을 향해 흐르는 물을 상상해 보라. 골반에 고여 있던 물을 내보낸다고 상상해 보라. 골반에서 목구멍까지 물이 흐르는 경사로를 만든다는 생각으로 동작을 수행한다. 물의 비밀이 바깥으로 표출될 수 있도록 길을 안내하자. 내면 가장 깊숙한 두려움이 표출될 수 있도록 인도하자.

- 함께 들으면 좋은 음악 : 마니시 드 무어Maneesh De Moor, 〈Cosmic Flow〉

달걀 자세

동작

1. 무릎을 다시 가슴으로 가져오면서 허리를 스트레칭한다. 무릎을 감싸 안는다. 더러워진 숨을 배출하는 이 자세는 평온하게 허리로 호흡할 수 있는 마법과도 같은 자세다.
2. 숨을 들이쉬고 내쉬면서 호흡을 통해 깊숙한 노폐물까지 완전히 배출되도록 한다. 달걀 자세로 호흡하면서 방광이 마사지되

는 것을 느낄 수 있다.
3. 눈을 감고 제3의 눈, 아즈나에 집중한다. 눈을 감은 채로 두 눈을 모아 눈썹 사이 위치한 보이지 않는 가상의 점을 응시한다. 3~5분간 계속한다.
4. 천천히 몸을 펴면서 이완한다.

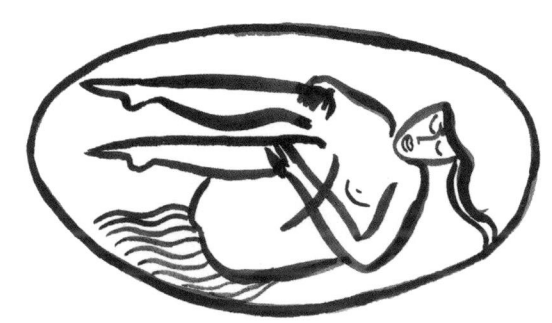

5. 사바사나 자세로 7분 동안 몸을 이완한다.
6. 허리로 새로운 공기는 들이쉬고 등 하부를 무겁게 짓누르는 모든 기운을 내뱉는다.
7. 앉아서 몸을 그라운딩하고 '사트 남' 만트라를 챈팅하며 수련을 마무리한다.

내면의 불꽃과 연결되는 동짓날 촛불 명상

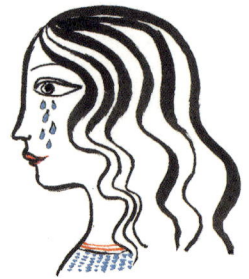

고대인들은 태양이 가장 짧게 춤추고 지구에 가장 가까울 때 동지 문이 열리고 빛의 부활을 축하해야 한다고 생각했다.

준비물

- 쿠션
- 받침대가 있는 초
- 라이터

진행 순서

1. 차분하게 책상다리로 앉는다.
2. 눈높이에서 50센티미터 정도 떨어진 곳에 초를 놓아두고, 불을 붙인다.
3. 책상다리를 하고 접지면을 안정적으로 고정한다. 척추는 곧게 펴고, 눈을 깜박이지 않고 촛불을 응시한다. 눈물이 차오르다가 흘러내리면서 내면 깊숙한 곳까지 의식적인 정화가 일어날 때까지 불꽃을 응시한다.

4. 불꽃에 타 버리고 눈물에 씻겨 내려갈 수 있는 모든 것이 떠오르도록 한다. 나의 두려움, 근심, 불안 등이 떠오르도록 내버려두자.
5. 심호흡한다. 점점 더 가볍고 차분하게 호흡한다. 눈물이 흐르게 놔둔다.
6. 마무리할 때는 눈을 감고, 어떤 이미지나 인상이 떠오르게 한다. 눈을 감고 최소 3분 정도 차분하게 호흡해 준다.
7. 마치 과거의 환상에서 벗어나 새로운 세상에 눈을 뜬 것처럼 시간을 가지고 조금씩 눈을 뜬다.
8. 초를 5분에서 11분간 바라본다. 눈물이 차오르면 심호흡하면서 최소 2분 동안 눈물이 흐르도록 놔둔다.

강물이 몸을 씻어 준다면 영혼의 눈물은 자아를 정화한다. 눈물이 나지 않는가? 괜찮다. 같은 과정을 반복하면서 눈이 따끔거리는지 집중해 보자. 이 따끔거림이 당신의 시야를 흐리는 보이지 않는 먼지를 모두 없애 줄 것이다.

쿤달리니 각성을 위한 가르침

당신이 눈앞에 있는 불꽃이 되었다는 느낌으로 호흡하라. 일렁이는 불꽃을 바라볼수록 내면의 빛도 점점 자라난다고 상상하며 호흡하라. 겨울이지만 내면의 불꽃이 계속 일렁이면서 몸을 뜨겁게 만든다고 느껴 보자. 낮이 점점 길어지는 것에 몸이 천천히 동화되고 있다는 느낌이 들 것이다.

명상을 하기 좋은 때

  12월 20일에서 22일 사이, 동짓날 빛의 귀환을 축하하기 위해 명상을 수행한다.

  감정적 혹은 정신적으로 밝아져야 할 필요가 있을 때면 이 명상을 시도해 보자. 일상의 그림자를 밝히기 위한 내면의 등불을 켜야 할 때마다 이 명상법을 따라 해도 좋다.

두려움을 불태우는 '해방의 불' 리추얼

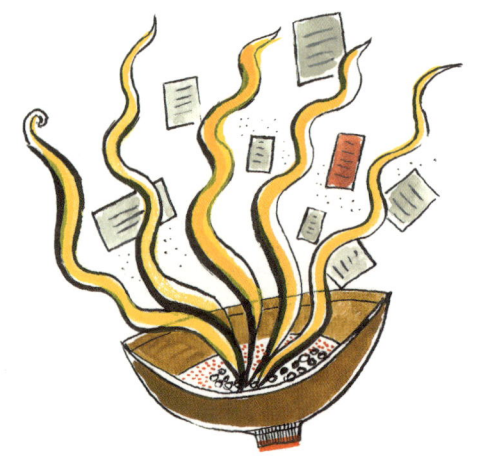

  예부터 겨울에는 난로에 불을 때고 초에 불을 붙였다. 사계절의 주기대로 생활한 우리 조상들은 동짓날에 어둠에서 빛으로 돌아온 것을 축하했다. 남자들은 금색 방울, 별, 태양처럼 빛을 상징하는 물건들로 집안을 장식했다. 태양신을 기리고 지상에 펼쳐진 그의 광휘를 숭배하기 위해 커다란 장작을 불태우기도 했다. 이러한 조상의 풍습을 오늘날 크리스마스의 반짝이는 장식품이나 나무장작 같은 상징물에서 찾아볼 수 있다.

준비물
- 초
- 인센스 스틱이나 화이트 세이지
- 성냥 혹은 라이터
- 내열 용기(캔들 버너나 오븐 용기)
- 종이 여러 장
- 연필

동작

편안하고 차분하게 앉는다. 벽난로, 작은 제단 혹은 야외의 모닥불 앞에 앉아도 좋다.

진행 순서

1. 초에 불을 켜고 신비한 공간을 밝힌다. 화이트 세이지나 인센스 스틱에 불을 붙여 신성한 공간을 정화한다. 만약 야외라면, 화이트 세이지나 인센스 스틱을 제물 삼아 모닥불에 던진다.
2. 심호흡을 한다. 끝없이 다시 반복되는 두려움을 떠올리면서 호흡한다. 실패에 대한 두려움, 질병에 대한 두려움, 약속에 대한 두려움, 만남에 대한 두려움, 타인의 미움에 대한 두려움, 평가에 대한 두려움, 고립에 대한 두려움, 결핍에 대한 두려움 등을 생각하면서 호흡한다.
3. 천천히 모든 두려움을 들이쉬고 그것들이 내 안에 살아 움직이

는 감각을 느낀다. 몰려오는 감각을 오롯이 맞이한다. 두려움이 신체적 반응으로 나타나기 시작하면(복부가 불편하거나 목이 메이거나 눈이 따끔거리는 것 등), 빈 종이에 두려운 것들을 적어 본다.
4. 글로 쓰기를 통해 내면의 두려움이 밖으로 표출된다. 모든 두려움이 당신 몸 밖으로 나온다.
5. 당신은 이제 당신이 지녔던 두려움이 아니다. 두려움을 외부로 드러내면 더 이상 두려움과 자신을 동일시하지 않고, 행동에도 어떠한 영향을 미치지 못하도록 무력화할 수 있다.
6. 종이에 숨을 불어넣고, 속으로 다음 문장을 세 번 반복해 말한다. "나는 나의 두려움을 받아들였고 이제 떠나 보냅니다."
7. 종이를 불 속으로 던진다. 종이를 태우면서 상징적으로 두려움도 함께 불태운다.
8. 날숨에 해방감을 느끼며 심호흡한다.

리추얼을 하기 좋은 때

12월 20일에서 22일 사이, 동짓날을 축하하고 빛의 귀환을 기리기 위해 리추얼을 한다.

나를 괴롭히고, 갉아먹고, 마비시키는 두려움에서 벗어나고자 할 때마다 이 의식의 도움을 받자.

겨울을 위한 시음 리추얼

신들의 빛을 마신다는 의미의 '골든 밀크' 리추얼이다. 빛을 향한 미각의 문을 경험해 보는 것이다! 빛의 부활을 축하하고 몸이 겨울을 잘 지낼 수 있도록 금빛 우유를 마신다.

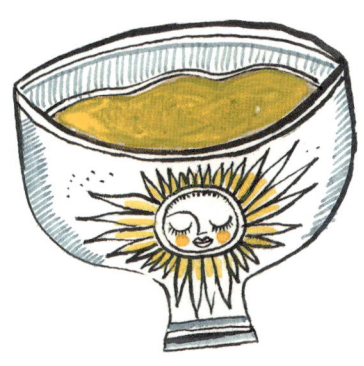

신성한 겨울 음료를 위한 간단한 레시피

재료 : 강황 가루 혹은 얇게 채 썬 생강황 4분의 1컵, 간 후춧가루 반 티스푼, 정제수 반 컵

1. 기분 좋은 음악 하나를 선곡해 10분간 듣거나 따라 노래하면서 황금빛 반죽을 준비한다.
2. 작은 냄비에 준비한 재료를 모두 넣고 섞는다. 중불에서 계속 저으면서 되직한 반죽을 만든다. 엉덩이도 같이 흔든다(믿기 힘들겠지만 정말 효과가 있다).
3. 반죽을 차갑게 식힌다.
4. 식은 반죽은 작은 단지에 담아 냉장고에 보관한다(최대 30일 보관).
5. 기분 좋은 음악 하나를 선곡해 3분간 듣거나 따라 노래하면서

'골든 밀크'를 준비한다.

6. 아몬드 우유나 코코넛 우유, 혹은 쌀 우유 1컵과 강황 반죽 4분의 1티스푼 이상을 넣고 서서히 데운다.
7. 코코넛 오일이나 참기름 1티스푼 또는 입맛에 따라 아가베 시럽이나 꿀을 첨가해 사랑을 더한다.

시음 리추얼
1. 강황의 열과 냄새를 음미한다.
2. '골든 밀크'의 색을 음미한다.
3. '골든 밀크'를 맛본다.
4. 한 모금 마실 때마다 몸이 따뜻해진다.
5. 한 모금 마실 때마다 겨울철의 우울과 침울함이 멀리 달아난다.
6. 한 모금 마실 때마다 금빛 강황이 내 안의 빛과 자신감을 일깨운다.

'골든 밀크'를 마시기 좋은 때

낙관이 필요하다고 느껴지는 순간, '골든 밀크'를 마신다. 영어로 'Sunday', 태양의 날인 일요일은 보통 더 고요하고 차분해 '골든 밀크'를 마시기 제격인 날이다. 매주 일요일 양껏 이 음료를 마시도록 하자. 또는 일주일 내내 마시고 싶을 때마다 먹는 것도 얼마든지 괜찮다. 원하는 만큼 충분히 맛보자.

봄의 쿤달리니 : 생명을 꽃피우는 시간

- **연관된 호흡** : 들숨

- **연관된 감정** : 분노
- **연관된 의지** : (재)탄생
- **연관된 진동** : 소화를 촉진하는 불
- **연관된 장기** : 간

손길이 닿는 대로 꽃피우는 당신이여,
숲에도, 오래된 그루터기에도
생기를 불어넣고
입가마다 미소를,
심장에는 생명력을 더하네 (……)
오 봄이여, 모두가 사랑하고,
무덤조차 푸른 빛으로
아름답게 만드는구나.
죽은 자들의 심장에도
최상의 봄이 깃들게 하소서!
봄의 비옥함으로 죽음 가운데에도
생명이 탄생하게 하소서!
사랑의 계절이여!
죽음의 먼지 속에서도 꽃이 피게 하소서!
빛의 신성한 희망과
부활의 꽃을 피우소서!

_르네 프랑수아-쉴리 프뤼돔 René-François Sully Prudhomme,

〈봄의 기도 Prière au Printemps〉

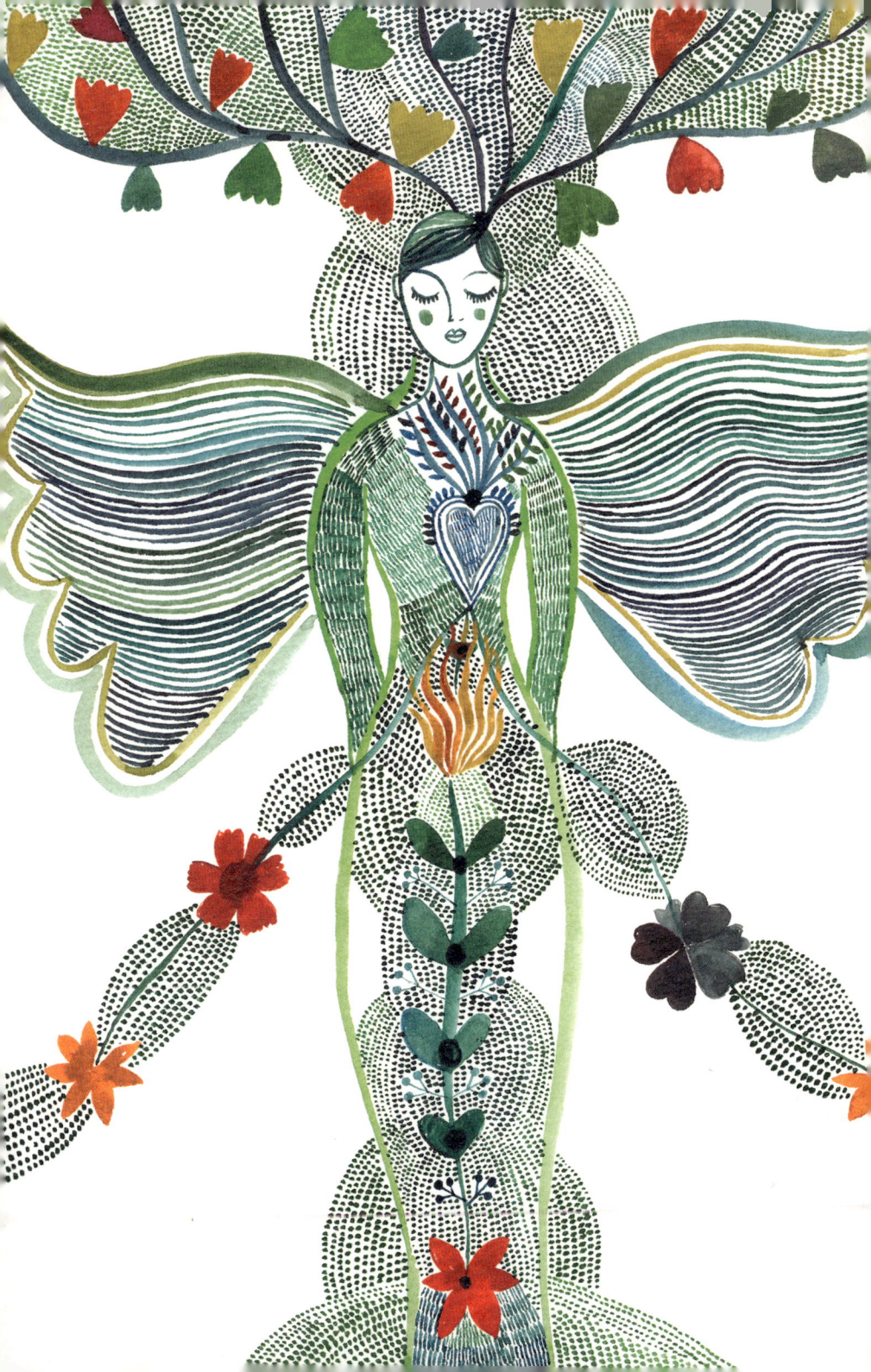

봄, 비옥한 생명력과 재생의 계절

봄에는 겨우내 지구 아래서 잠자고 있던 모든 풍요가 다시 비옥해진 땅을 천천히 뚫고 나타난다. 알록달록 춤추는 생의 에너지가 가장 깊숙한 땅에서부터 모습을 드러내면 지구는 갖가지 형태로 이 '재탄생*renaissance*'을 축하한다. 잔가지에는 잎이 우거지고 꽃들이 피기 시작한다. 부드러운 공기, 햇빛, 차오르는 진액이 서둘러 봉우리를 꽃피운다. 자연은 재생의 시간을 만끽하고 우리의 몸도 마찬가지다!

봄의 왕성한 기운과 함께 공명하는 간은 몸의 화학적 변화와 해독 작용에 관여하는 장기다. 몸이 변화의 과정에 들어서면 우리 계획이 결실을 보지 못하게 하는 모든 딱딱하고 질긴 것들을 소화할 시간이다. 봄은 창조력을 억압하는 분노와 좌절을 쓸어 내기 더없이 좋은 계절이다. '사랑의 시즌*Saison des amours*'이 오며 되살아나는 생기를 경험해 보자.

회음부를 각성시키는 프라나야마

동작

1. 시작하는 만트라를 진동시킨 다음 자리에 앉아 호흡한다.
2. 손바닥이 하늘, 즉 우주를 바라볼 수 있도록 손을 뒤집은 채 차분히 무릎 위에 올려놓는다.
3. 눈을 감고 제3의 눈, 아즈나에 집중한다. 눈을 감은 채로 두 눈을 모아 눈썹 사이에 있는 가상의 점을 응시한다.

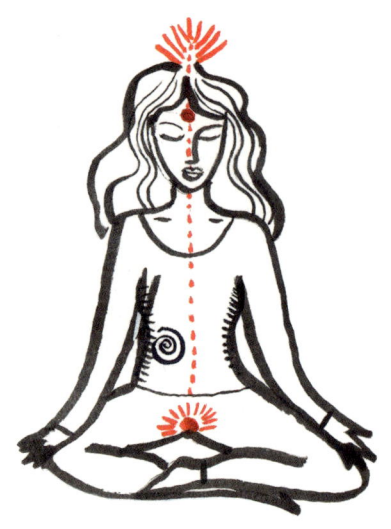

4. 폐가 가득 찰 때까지 숨을 들이쉬고 아주 잠깐 이를 유지한다.
5. 마치 간을 마사지하는 느낌으로 배를 집어넣으면서 숨을 깊게 내쉰다.
6. 폐를 완전히 비운 상태로 내 안의 생명을 각성시키는 것처럼 회음부를 수축한다. 그다음엔 회음부를 이완하면서 다시 폐가 가득 찰 때까지 숨을 들이쉰다. 이를 2~3분간 반복한다.

'심층'의 불을 각성시키는 골반 춤추기

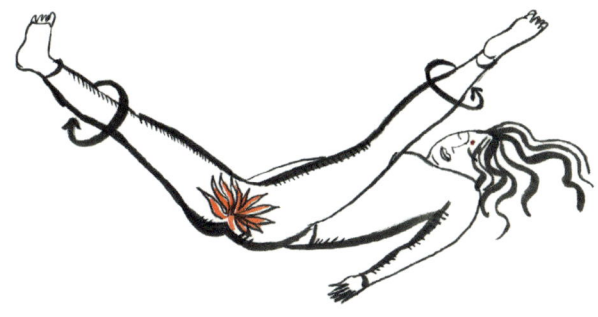

우리 발밑으로 6,000킬로미터 이상 깊이에 있는 지구의 중심에는 쥘 베른이 탐험했던 지구의 핵이 있다.[29] 생명의 균형에 관한 비밀을 간직한 채 영원히 불타는 마그마 말이다. 지구의 핵은 밀도가 매우 높아 강력한 자기력을 발생시켜 사람의 두 발과 바다의 물을 모두 붙잡아 두는 역할을 한다. 내 몸 깊숙한 '심층'의 마그마와 연결되어 다리 사이에 있는 굴로 통하는 문을 찾도록 하자.

기꺼이 살아 있는 즐거움을 누리겠다는 마음으로 폭발하는 화산을 체험하고, 봄을 경험하자!

동작

1. 등을 대고 누운 채로 팔을 뻗어 두 손바닥을 엉덩이 양옆에 놓아둔다.
2. 손바닥은 바닥을 향한 채, 지구의 심장 박동과 내핵의 부글거리

---

[29] 《지구 속 여행》, 1864.

는 소리에 귀를 기울인다.
3. 하늘을 향해 다리를 90도 각도로 들어 브이^V 자 모양으로 벌려 준다.
4. 눈을 감고 제3의 눈, 아즈나에 집중한다. 눈을 감은 채로 두 눈을 모아 눈썹 사이 위치한 가상의 점을 응시한다.
5. 골반기저근을 활짝 연다는 느낌으로 다리를 바깥으로 돌리면서 원을 그린다. 이때 오른쪽 다리와 왼쪽 다리가 따로 움직이게 한다. 두 다리가 각각 독립적으로 회전하고, 모든 움직임은 사타구니에서 출발한다.
6. 배꼽으로 다리를 돌리는 힘을 유지한다. 배꼽은 제3 차크라, 내면에 잠재된 것을 세상에 실현시키는 능력과 연관된다. 자기 안에서 움튼 싹이 바깥에서 활짝 피어날 수 있도록 춤춘다. 이렇게 3~5분간 계속한다.
7. 마무리할 때는 다리를 브이 자로 고정하고 깊게 들이마신다. 다리를 들고, 깊게 숨을 내쉬면서 배를 집어넣는다.
8. 차분하게 숨을 들이쉬면서 자세를 풀어 준다.
9. 무릎을 다시 가슴으로 가져온다. 그대로 몇 초간 호흡한 다음 앞쪽으로 몸을 움직여 앉은 자세로 돌아온다.

쿤달리니 각성을 위한 가르침

이 운동을 통해 몸 안의 생기를 끌어올리는 경험을 해 보자! 먼저 내면의 바닥을 인식해야 한다. 골반 바닥(골반기저근)을 움직이면서 봄을 맞이하고 지구에서 뿜어져 나오는 생기를 느껴라. 다리를 흔들면서 끓어오르는 심층으로 통하는 비밀의 문을 열어라. 기름진 부식토를 뚫고 나오는 봄의 생명력처럼 다리 사이로 솟아오르는 기운을 느껴라. 깨어나 솟구치는 심층의 불을 들이마셔라! 내면의 화산 폭발을 경험하는 순간임을 잊지 말고 마음껏 누리자!

원활한 수련을 위한 팁

허리의 아치가 휘면서 꺾이는 경우, 엉덩이 윗부분에 작은 쿠션을 놓거나 손으로 받친다.

- 함께 들으면 좋은 음악 : 더 집시 카라반, 〈Karachi〉 또는 바이런 메트칼프$^{Byron\ Metcalf}$, 〈Heart Warrior〉

봄의 개구리 자세

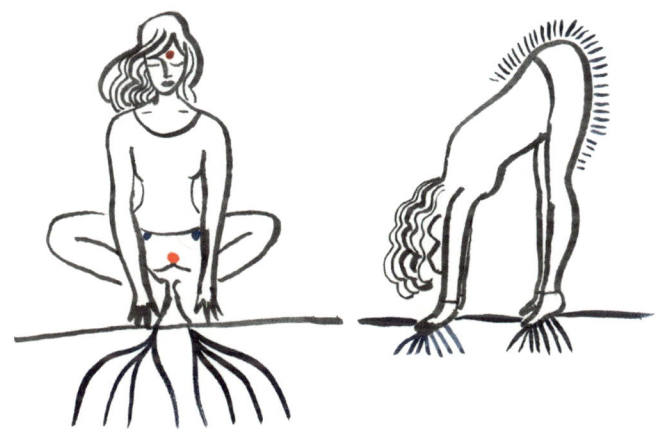

동작

1. 발끝으로 쭈그려 앉는다.
2. 발가락으로 몸을 지탱하면서 발꿈치를 안쪽에서 만나듯 서로

붙인다. 이때 팔은 무릎 사이로 뻗어 열 손가락으로 땅을 짚어 준다.
3. 숨을 들이쉬면서 다리를 쭉 펴고 가능한 경우, 발꿈치도 모은다. 들숨에 머리와 목에 완전히 힘을 빼고 땅을 향해 툭 늘어뜨린다.
4. 하늘을 향해 꼬리뼈를 들어 올리면서 스트레칭 한다.
5. 숨을 내쉬면서 다시 쭈그린다. 이때 척추는 곧게 펴고 턱은 지면과 수평하게 둔다.
6. 눈을 감고 제3의 눈, 아즈나에 집중한다. 눈을 감은 채로 두 눈을 모아 눈썹 사이에 있는 보이지 않는 가상의 점을 응시한다.
7. 개구리 자세를 27번 반복한 다음, 누워서 사바사나 자세로 몸을 이완한다.

테크닉에 관한 팁
- 숨을 내쉴 때 엉덩이가 바닥에 닿지 않도록 한다.
- 만약 발목이나 뒤꿈치가 아프다면 작은 쿠션을 발뒤꿈치 아래에 놓는다.

쿤달리니 각성을 위한 가르침

골반 바닥이 땅을 향해 완전히 열린다고 느껴 보자. 생명과 연결된 통로를 가로막는 모든 금기를 밖으로 내뱉어라. 벌어진 다리 사이로 느껴지는 모든 금기를 내뱉어라. 개구리 자세는 리비도^{Libido}를 활성화하기에 특히 봄에 하면 좋은 자세다!

분노가 느껴진다면 숨을 내쉴 때마다 모든 분노를 배출하라. 간이 몸속에서 마사지되면서 삶의 즐거움에서 멀어지게 하는 분노를 지구에 되돌려 줄 준비를 할 것이다.

역동적인 개구리 자세는 활력을 깨우기에 좋은 아침 루틴이다. 27번, 54번 혹은 108번씩 개구리 자세를 반복하면 온종일 즐거움이 솟아오를 것이다. 시도해 보길 바란다!

달과 태양의 호흡

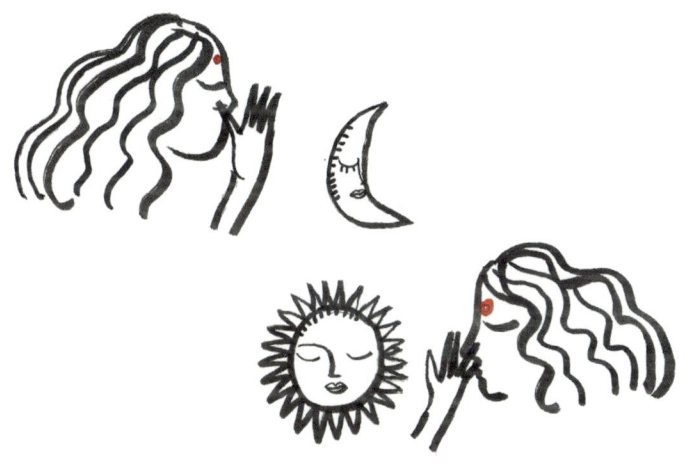

내면의 달과 태양 사이에 균형과 조화를 이루는 호흡법이다.

봄의 '사랑의 시즌'은 낮과 밤이 완벽한 균형을 이루는 춘분을 말한다. 낮과 밤이 균형을 이룰 때 태양의 기운과 달의 기운도 조화를 이룬다. 여성성인 달과 남성성인 태양이 당신 안에서 균형감 있게 춤을 출 때, 이 조화로움이 연인 관계나 대인 관계에도 드러나게 된다.

이 호흡법은 여성성인 달의 기운이 통하는 나디인 '이다'와 남성성인 태양의 기운이 흐르는 나디인 '핑갈라' 이렇게 두 기도에서 흐르는 에너지의 균형을 잡는다.

동작

1. 척추는 곧게 세우고 정수리는 천장을 향한 채, 편안한 자세로 앉는다.
2. 눈을 감고 제3의 눈, 아즈나에 집중한다. 눈을 감은 채로 두 눈을 모아 눈썹 사이에 있는 보이지 않는 가상의 점을 응시한다.

무드라

1. 왼손바닥은 하늘을 향해 뒤집어 왼쪽 무릎 위에 놓는다. 엄지와 검지를 서로 맞댄다.
2. 오른손 검지를 사용해 오른쪽 콧구멍을 막는다.
3. 오른손 약지를 사용해 왼쪽 콧구멍을 막는다.
4. 좌우 콧구멍 교대로 호흡하는 속도에 맞춰 엄지와 검지도 번갈아 움직인다.

호흡

1. 양쪽 콧구멍으로 숨을 들이쉬고 내쉰 다음, 오른손 엄지로 오른쪽 콧구멍을 막는다.
2. 왼쪽 콧구멍으로 숨을 마신다.
3. 왼쪽 콧구멍을 오른손 약지로 막는다. 오른쪽 콧구멍으로 숨을 마시고 내쉰다.
4. 오른손 엄지로 오른쪽 콧구멍을 막는다. 왼쪽 콧구멍으로 숨을

마시고 내쉰다.

5. 3분, 7분 혹은 11분간 좌우 콧구멍으로 번갈아 호흡한다.

쿤달리니 각성을 위한 가르침

콧구멍, 척추 그리고 몸 전체를 환기하고 청소한다는 느낌으로 호흡한다. 이 간단한 호흡법은 매우 강력한 정화력을 갖고 있어 봄을 맞아 몸을 대청소하기에 적합하다. 호흡하면서 내면의 밝은 빛을 되찾는다. 이러한 빛은 여성성과 남성성 사이의 균형에서 나온다.

내 안의 남성성과 여성성의 조화를 이루는 명상법

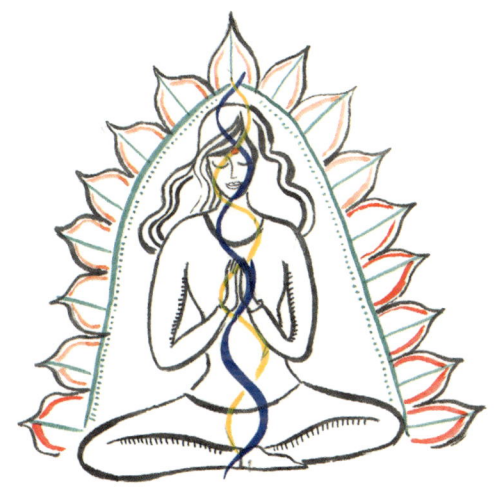

동작

1. 달과 태양의 호흡을 마친 다음, 눈을 감고 앉는다.
2. 가슴 중앙에 손을 모아 합일의 무드라 동작을 취한다. 손바닥이

서로 만나고 열 손가락도 모두 붙인다.

3. 혀끝을 입천장 뒤쪽에 있는 연한 살에 닿게 한다. 혀끝을 입천장에 붙이면 턱 근육이 자연스레 풀어진다. 이를 악물게 만드는 모든 좌절과 스트레스를 내보낸다.
4. 좌우 콧구멍으로 호흡한다.
5. 호흡하면서 오른손과 왼손 사이 결합이 안정되는 것을 느낀다. 당신은 춘분의 숨결이고 낮과 밤의 균형을 진동시킨다. 달의 숨결과 태양의 숨결이 조화를 이룰 때, 에너지도 자유롭게 순환한다. 이 자유로운 순환으로부터 모든 걸 풍요롭게 하는 진정한 삶의 춤이 우러나온다. 눈을 감은 채로 제3의 눈, 아즈나를 응시한다.
6. 그 상태로 3분에서 11분 정도 조용히 명상한다.
7. 마칠 때는 몸에 긴장을 풀고 약 7분간 사바사나 자세를 취해 이완한다.
8. 봄을 느끼며 들이쉬고 내면에 낀 구름은 내뱉으면서 부드러운 빛이 나를 흔들어 깨우도록 한다.
9. 앉은 상태로 뿌리내리고 '사트 남' 만트라를 챈팅하면서 수련을 마무리한다.

달걀 리추얼

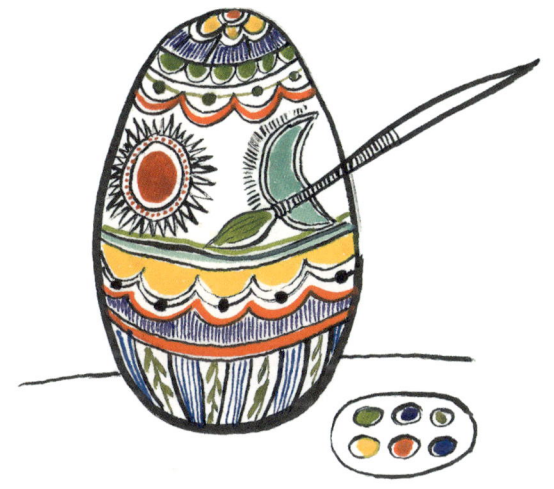

상징 언어Langage des symboles의 힘은 시대를 초월한다는 데에 있다. 달걀을 선물하는 풍습은 여러 시대와 문명을 걸쳐 오늘날 부활절 의식으로 자리 잡았다. 5,000년 전, 중국 사람들은 잠에서 깬 자연을 축하하기 위해 달걀을 주고받았고 고대 그리스와 로마에서는 춘분을 축하하기 위해 3월에 달걀을 서로 선물했다.

태곳적부터 달걀은 생명의 탄생을 기념하는 상징이었다. 낮과 밤의 길이가 같아질 때, 우리는 창조의 밤과 실현의 낮, 무의식의 밤과 의식의 낮 사이에 완벽한 균형을 경험한다. 이 조화로움이야말로 우리가 창조력을 실현하고 드러내기에 최적의 무대다.

준비물
- 초
- 인센스 스틱이나 화이트 세이지
- 성냥 혹은 라이터
- 장식할 수 있는 나무 달걀, 혹은 속을 비우고 흐르는 물로 세척한 달걀
- 붓과 물감
- 종이 스티커, 반짝이 등

동작

편안한 자세로 앉아 차분하게 호흡한다.

진행 순서

1. 초에 불을 붙여 창조를 위한 공간을 형성한다. 화이트 세이지 혹은 인센스를 피워 신성한 공간을 정화한다.
2. 조심스럽게 달걀을 손으로 들고 그 위로 숨을 분다. 달걀의 속을 비우고 씻어 낸 경우, 속을 비우려고 뚫은 작은 구멍 안으로 숨을 불어넣는다.
3. 숨결의 생기가 텅 빈 달걀을 가득 채우고 활력을 불어넣는 것을 느낀다. 생각만 해도 지절로 미소가 나오는 계획을 숨과 함께 불어넣는다. 손바닥에 있는 달걀을 의식하면서 3분 동안 호흡한다.
4. 희망의 숨결로 되살아난 달걀을 재밌게 장식해 보자. 직관적으로 그리고 싶은 것을 달걀에 그리며 자신의 창조력과 생식력을 축하한다.

5. 달걀의 타원 모양이 상징하는 무한성을 계속 의식하면서 그림을 그린다. 나양한 색깔과 상징을 자유롭게 활용하여 여성성과 남성성의 균형을 축하한다. 파란색은 물, 음陰, 여성성을 상징하고, 노란색은 태양, 양陽, 남성성을, 붉은색은 생명과 재탄생을 상징한다. 창의력을 마음껏 발휘하고 무엇보다 재밌게 즐기도록 한다! 계획을 수정시키고 낳는 것은 바로 환희의 숨결이다.

리추얼을 하기 좋은 때

   3월 20일에서 21일 경인 춘분에 창조력과 생식력을 축하하기 좋다. 어떤 계획이든 상관없이 그 계획을 이룰 만한 힘을 되찾고자 한다면 바로 이 리추얼을 해 보자.

나에게 꽃다발 선물하기 리추얼

   영적이라는 건 나 자신을 깊이 사랑하는 것이다.

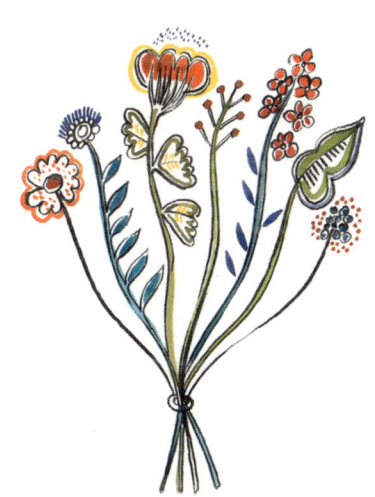

준비물

- 꽃(여러 송이)
- 종이
- 연필

진행 순서

1. 먼저 꽃을 준비하자. 직접 봄에 피는 야생화를 따 오면 더욱 좋다. 자신에게 꽃을 선물하면서 감사하는 마음을 갖자.
2. 자신의 장점 여덟 가지를 종이에 적으면서 스스로에게 감사한다. 이는 나 자신을 사랑하는 연습이다! 자신의 너그러움, 인내심, 유머, 아름다움, 담대함, 창의력, 지성, 온화함 등에 감사해 보자. 당당하게 자기 자신에게 감사하는 것은 매우 건강한 습관이다!
3. 혼자 장점을 열거하기 힘들다면 믿을 만한 존재에게 과감히 도움을 요청하고, 그대로 종이에 받아 적는다. 자신을 사랑해라!
4. 봄에는 자신을 아껴 주면서 '사랑의 시즌'이 불러온 왕성한 기운을 오롯이 느껴 본다.

리추얼을 하기 좋은 때

다른 사람에게서 '자기애'를 발견하거나 느끼는 순간에 이 의식을 실천해 본다.

여름의 쿤달리니: 빛나기 위한 시간

- **연관된 호흡** : 가득 찬 폐

- **연관된 감정** : 기쁨
- **연관된 의지** : 빛나기
- **연관된 진동** : 혈액의 불, 태양의 불
- **연관된 장기** : 혈액을 운반하는 심장

여름날 푸른 저녁, 나는 오솔길을 따라가리라.
밀 이삭에 찔리고 잔풀을 밟으며,
몽상가가 되어 발아래 신선함을 느끼리라.
바람이 내 맨머리를 씻게 하리라.

아무 말도 없이, 생각도 없이,
다만 무한한 사랑이 내 영혼을 채우리.
나는 멀리 아주 멀리 방랑객처럼 떠나리.
자연 속으로, ─ 여인과 함께 가듯 행복하게.

─아르튀르 랭보Jean Nicolas Arthur Rimbaud, 〈감각〉

여름, 혈액의 생기와 에너지의 자유로운 순환
그리고 자연스러움의 계절

자연이 열매를 맺는 계절인 여름은 한 해 중 가장 더운 시기다. 1년 중 낮이 가장 긴 여름에는 야외 활동도 자주 한다. 여름의 활력은 인간 본연의 타고난 기쁨을 이끌어 낸다. 본연의 기쁨이 가장 아름답게 드러날 때는 바로 아이가 까르륵하고 웃음을 터뜨릴 때다. 이 갑작스레 터져 나오는 웃음소리는 모든 게 자연스럽게 흐르고 자연스럽게 표출될 때 나온다. 삶을 향해 '예스'라고 응답하는 소리와도 같다.

여름과 연관된 신체 기관은 심장이다. 여름은 우리 혈관을 관장하

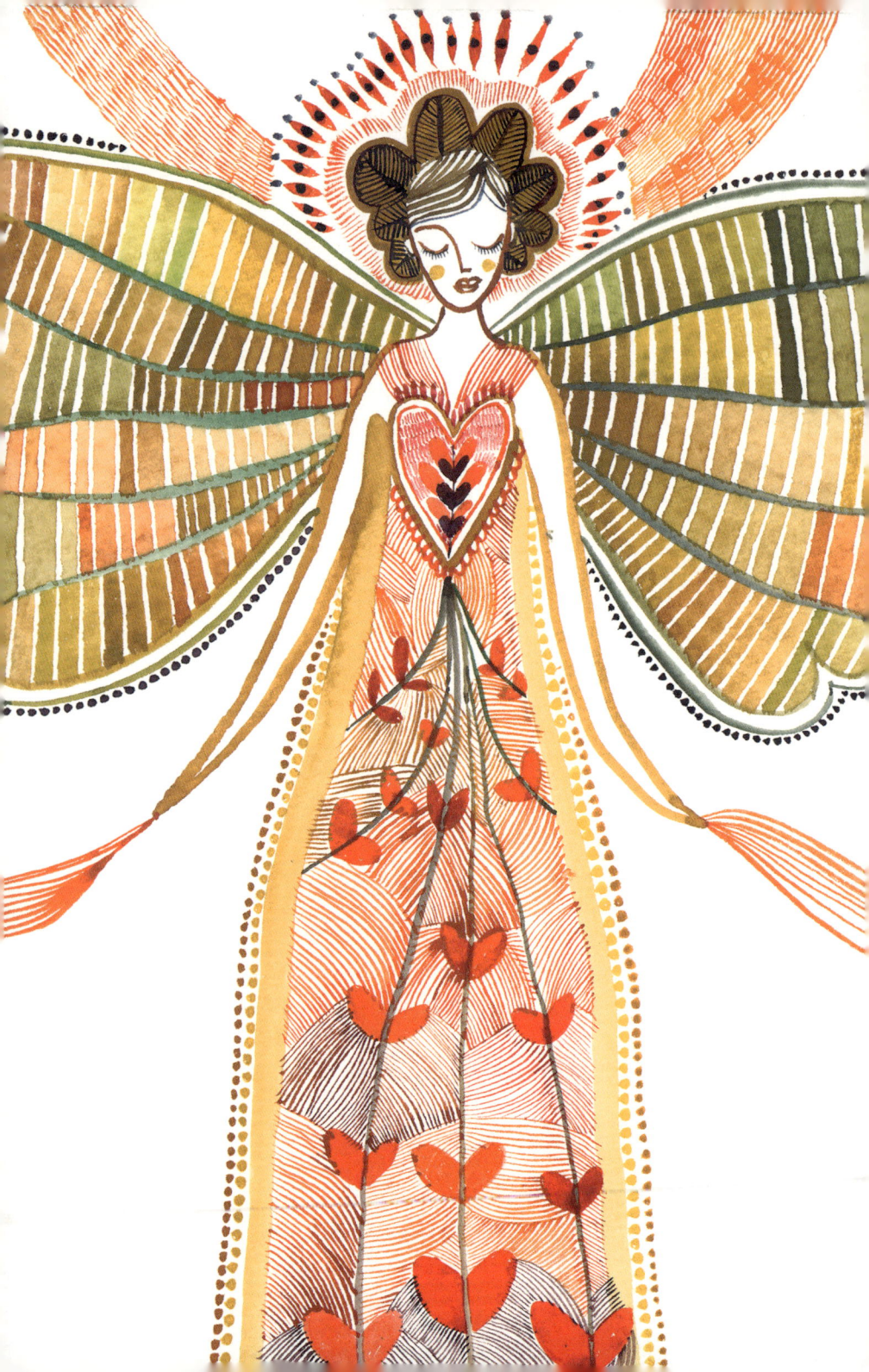

는 장기의 계절 즉, 심장이 왕인 계절이다. 심장이 하는 일은 우리의 자연스러운 몸짓과 혈색을 통해 쉽게 읽힌다. 여름의 쿤달리니는 심장이 공명하는 요가이자 삶을 향해 '예스'라고 말하는 요가다. 즐거운 마음으로 마음껏 공명해 보길 바란다!

심장을 각성시키는 프라나야마

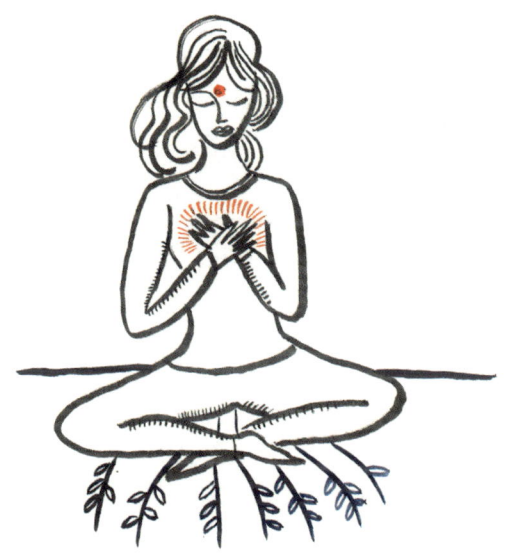

동작

1. 책상다리를 하고 편하게 앉는다. 실 하나가 정수리를 하늘로 끌어당긴다고 상상하며 척추는 곧게 편다. 턱은 살짝 집어넣는다.
2. 심호흡하면서 손바닥이 하늘을 향하게 손을 뒤집어 무릎 위에 차분히 올려놓는다. 폐가 가득 찰 때까지 숨을 들이쉰다. 그다음 폐기 완전히 비워진 때까지 숨을 내쉰다. 길고 깊게 호흡하

면서 심박수를 안정시킨다.
3. 눈을 감고 제3의 눈, 아즈나에 집중한다. 눈을 감은 채로 두 눈을 모아 눈썹 사이에 있는 가상의 점을 응시한다.
4. 1분간 계속한다.
5. 왼손바닥을 가슴 가운데에 올려놓고, 오른손바닥을 그 위로 겹친다. 깊게 숨을 들이마시면서 가슴 아래 뛰는 심장 박동을 느낀다. 폐가 부푼 상태를 8초간 유지하면서, 숨으로 가득한 심장의 박동을 느낀다. 그다음엔 깊게 숨을 내쉬면서 가슴 아래 뛰는 심장 박동을 느낀다. 폐가 비워진 상태를 8초간 유지하면서, 가슴 아래 뛰는 심장 박동을 느낀다. 다시 폐가 가득 찰 때까지 숨을 들이마시고 3~5분간 같은 과정을 반복한다.
6. 눈을 감고 제3의 눈, 아즈나에 집중한다. 눈을 감은 채로 두 눈을 모아 눈썹 사이에 있는 가상의 점을 응시한다.

쿤달리니 각성을 위한 가르침

이 의식적인 호흡으로 심박수를 조절할 수 있다. 심장은 다시 회복될 것이다. 내면의 평화를 이루어 외면적으로도 건강하고 즐거운 여름을 누리도록 한다. 외면으로 아무것도 증명하지 않아도 된다. 그저 마음껏 즐겨라!

자신에게 아낌없는 박수 보내기

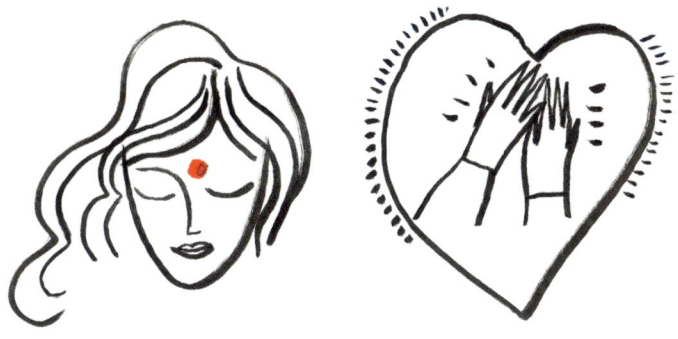

동작

1. 책상다리를 하고 편하게 앉는다.
2. 안정적이고 편안한 접지면을 느낀다.
3. 인생과 마찬가지로 요가에서도 자신감과 진정성을 가지고 마음을 열려면 안정적인 기반이 필요하다.
4. 가슴 중앙에서 두 손을 맞대고 손바닥을 서로 완전히 붙여 합일의 무드라를 한다.
5. 오른손과 왼손의 결합에서 나오는 열기를 느끼며 호흡한다. 힘차게 공명하면서 자신을 향해 박수를 친다. 자신에게 박수를 보내면서 맥박이 점차 빠르고 활발하게 뛴다. 박수와 함께 가슴이 공명하고 세상을 향해 활짝 열린다. 호흡은 자연스레 손뼉의 움직임을 따라간다.
6. 눈을 감고 제3의 눈, 아즈나에 집중한다. 눈을 감은 채로 두 눈을 모아 눈썹 사이에 있는 가상의 점을 응시한다. 3~5분간 계속한다.

쿤달리니 각성을 위한 가르침

자신의 장점, 노력, 계획에 대해 자축하면서 박수를 보내라. 손이 맞부딪치면서 진동할 때마다 삶을 향해 감사 인사를 보낸다고 생각하며 박수를 쳐라.

원활한 수련을 위한 팁

- 미소 짓자. 미소는 언제나 건강에 좋다.
- 턱에 계속 힘을 풀어 불필요한 긴장이 생기지 않도록 한다.
- 이를 악무는 순간부터 몸이 경직되어 심장 에너지가 자유롭게 순환하지 못하게 된다. 어금니를 꽉 깨물면 분노의 기운만 자라난다.

- 함께 들으면 좋은 음악 : ⟨Katalu-Talu⟩

7. 점차 박수 치는 속도를 늦추고 계속해서 진동하는 손과 심장을 찬찬히 느껴 본다.
8. 에너지의 심장부인 가슴 중앙 높이에 두 손을 마주 보게 올린다. 손은 서로 자석처럼 끌어당기되 닿지는 않는다. 손바닥 사이 2~3센티미터 거리를 유지한다.
9. 두 손 사이가 비어 있지 않고 에너지로 가득 차

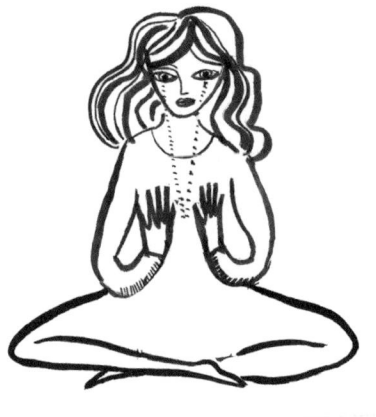

있다는 느낌으로 그 공간을 응시한다!
10. 진동으로 가득 찬 공간을 느끼며 숨을 쉰다.
11. 차분하게 호흡한다.

쿤달리니 각성을 위한 가르침

금색 실이 엄지 끝, 검지 끝, 중지 끝, 약지 끝, 새끼손가락 끝을 연결하고 있다고 상상하자. 그 상태로 1~3분간 호흡한다.

양팔을 벌려 삶의 영광 받아들이기

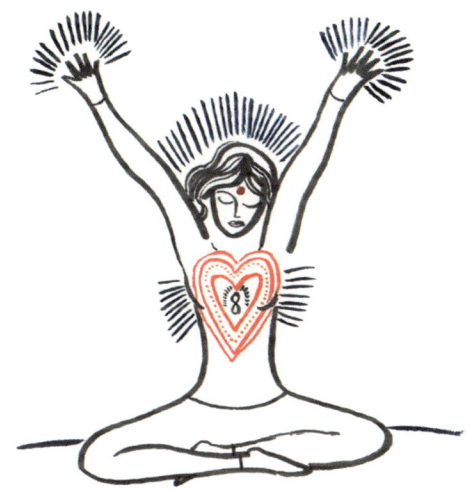

동작
1. 계속 책상다리를 한 상태로 앉아서 팔을 약 60도로 크게 벌린다. 필요한 경우 잠시 다리를 풀어 줘도 좋다.
2. 손가락 끝까지 손을 크게 펼친다. 팔과 손을 펼치면서 당신의

마음도 세상을 향해 열린다. 팔과 손을 벌리는 자세는 삶에 대한 강한 '예스' 신호다.

3. 폐가 찰 때까지 숨을 들이마시고 이 상태를 8초간 유지한다. 폐가 비워질 때까지 숨을 내쉰다. 다시 폐가 가득 찰 때까지 숨을 들이마시고 이 상태를 8초 동안 유지한다. 폐가 비워질 때까지 숨을 내쉰다.
4. 눈을 감고 제3의 눈, 아즈나에 집중한다. 눈을 감은 채로 두 눈을 모아 눈썹 사이에 있는 보이지 않는 가상의 점을 응시한다.
5. 이 과정을 3~5분간 반복한다.
6. 움푹한 가슴골에 무한의 숫자인 8을 각인시킨다. 당신은 무한하다.

쿤달리니 각성을 위한 가르침

삶을 가득 들이마시고 내쉬면서 삶의 모든 기회에 '예스'라고 말하라. 삶을 가득 들이마시고 내쉬면서 마땅히 누려야 할 모든 영광에 대해 '예스'라고 말하라. 삶의 환희를 가로막는 모든 장애물을 내뱉어라. 당신의 의심과 부족한 자신감 또한 내뱉어라.

앵콜 박수 : 두 번째 박수 치기

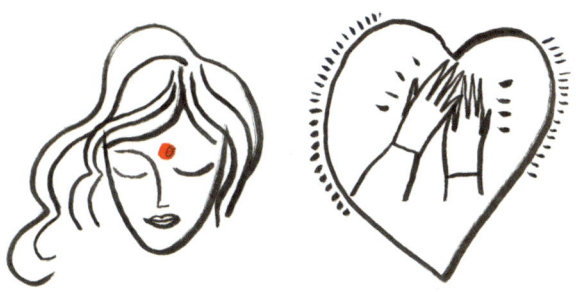

동작

1. 계속 책상다리를 하고 앉아서 접지면을 단단하고 안정적으로 고정한 다음, 다시 한번 박수를 친다.
2. 눈을 감고 제3의 눈 아즈나에 집중한다. 눈을 감은 채로 두 눈을 모아 눈썹 사이에 있는 보이지 않는 가상의 점을 응시한다.
3. 마음껏 박수 친다. 그렇게 3분간 자신에게 박수를 보낸다.
4. 춤추는 심장을 느낀다.

쿤달리니 각성을 위한 가르침

아낌없이 힘차게 박수 쳐라. 삶의 기회에 자신을 활짝 열어라. 빛나는 자신을 축하하며 박수를 쳐라. 삶에 대한 진정한 '예스'는 우리의 삶과 우주를 향해 보내는 감사 인사다. 박수를 치면서 스스로를 자랑스럽게 여기지 못하도록 방해하는 모든 요소를 손으로 터뜨려 버려라. 자신감 부족, 자기 제한적 믿음, 애정 결핍 등을 모두 박수와 함께 터뜨려 버려라.

원활한 수련을 위한 팁

리드미컬하게 박수를 칠 수 있는 음악을 듣는 것도 좋다.

마지막 박수 : 천사들의 박수

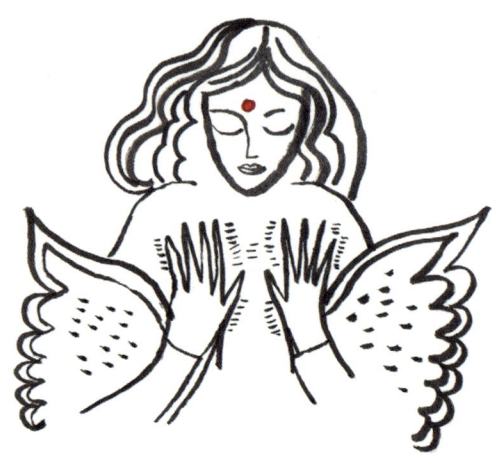

동작

1. 계속 책상다리를 하고 앉은 상태에서 움직임을 늦춰 소리 없이 박수 친다. 필요하다면 몇 초간 다리를 스트레칭해도 좋다.
2. 양손은 가슴 가운데 심장 높이에 둔다. 두 손바닥이 맞부딪치지 않도록 박수를 친다. 양손이 자석처럼 서로를 끌어당기다가 몇 밀리미터 앞에서 멈춘다는 느낌이다.
3. 심호흡한다. 빠르고 반복적인 제스처를 통해 심장의 차크라가 정화됨을 느낀다.
4. 눈을 감고 제3의 눈, 아즈나에 집중한다. 눈을 감은 채로 두 눈을 모아 눈썹 사이에 있는 보이지 않는 가상의 점을 응시한다.

5. 3분간 계속한다.

6. 마무리한 때는 폐가 가득 찰 때까지 숨을 들이마시면서 가슴 중앙에서 손바닥을 서로 밀어낸다. 두 손은 합일의 무드라 혹은 합장 무드라 모양이다.

쿤달리니 각성을 위한 가르침

빠르고 강하게 움직일수록 다치고 무뎌진 심장이 청소된다. 소리 없이 치는 박수는 천사들의 음성으로 치는 박수와 같다. 소리 없이 치는 박수는 심장 본연의 소리로 치는 박수, 어떤 부딪힘도 없이 치는 박수다. 평화의 소리인 정적에 귀를 기울여라!

심장의 싹인 혀를 해방하고 가면을 벗어던지는 적극적 명상

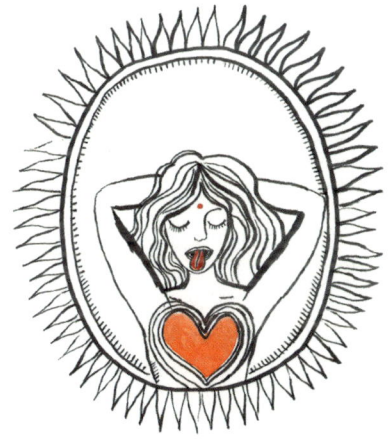

혀를 움직여 삶과 열렬한 입맞춤을 해 보자! 한의학에서 혀는 심장의 싹이라 불린다. 혀는 심장의 진실을 보여 주는 곳으로, 요가에서는

혀를 움직여 척추를 따라 강하게 에너지를 순환시킨다. 몸속 기둥을 따라 격렬하게 움직이는 관능적 혀가 진동한다.

동작

1. 책상다리를 하고 편하게 앉는다. 접지면은 안정적으로, 턱은 가볍게 집어넣는다.
2. 척추는 곧게 세우고 실 하나가 정수리를 하늘로 끌어올린다고 상상하면서 호흡한다.
3. 손을 깍지 껴서 두개골이 시작되는 뒤통수 아래를 받친다.
4. 팔은 완전히 긴장을 풀고 팔꿈치를 접는다. 팔꿈치와 겨드랑이가 잘 보이도록 완전히 열어 준다.
5. 혀를 내밀고 다시 집어넣으면서 입술을 적신다.
6. 혀를 사방으로 움직인다. 매초 방향을 바꾼다. 힘차게 혀를 내밀었다가 다시 집어넣는다.
7. 눈을 감고 제3의 눈, 아즈나에 집중한다. 눈을 감은 채로 두 눈을 모아 눈썹 사이에 있는 보이지 않는 가상의 점을 응시한다.
8. 3분, 7분, 11분간 계속한다.

쿤달리니 각성을 위한 가르침

신체 에너지에 대한 타고난 감각으로부터 당신을 단절시키는 모든 금기와 사회적 조건과 달리, 혀를 내미는 것은 활력에 아주 좋은 동작이다!

내면의 아이를 깨워라. 혀를 내밀어 저 생기 없는 모든 규범을 비웃고 싶어 했던 어린 시절 자아를 깨워라. 물질세계를 벗어난 믿음 때문에 억눌렸던 이 아이를 해방시켜라. 내면의 태양을 빛바래게 만든 모든 규범으로부터 혀를 잡아당겨라. 관능적으로 혀를 움직이면서 말하지 않은 것(속생각)을 내뱉어라. 모든 금기에서 벗어나 삶과 관능적인 입맞춤을 나누자! 사회가 요구하는 모든 제약을 벗어 버려라. 나의 진정한 얼굴이자 권리인 환희를 경험하자!

"심장은 유일한 진실이다. 영혼은 하나의 단계에 불과하다. 심장 안에 있는 아주 작은 점 하나 안에 전 우주가 다 담겨 있다."_슈리 라마나 마하르시Sri Ramana Maharshi30

- 함께 들으면 좋은 음악 : 무스타파 테테위 애디, 〈Coming Home〉 또는 〈Pepe-Didim, Pepe〉

마무리
1. 사바사나 자세로 새로운 기운은 깊게 들이쉬고 묵은 기운은 깊게 내뱉는다.
2. 7~19분간 몸을 이완한다.
3. 앉은 자세로 뿌리내리고 '사트 남' 만트라를 진동하면서 마무리한다.

---

30 20세기가 낳은 가장 위대한 성자로 불리는 인도의 힌두 철학자이자 요가 수행자. 《불멸의 의식》에서 인용.

삶에 대해 긍정하기 리추얼

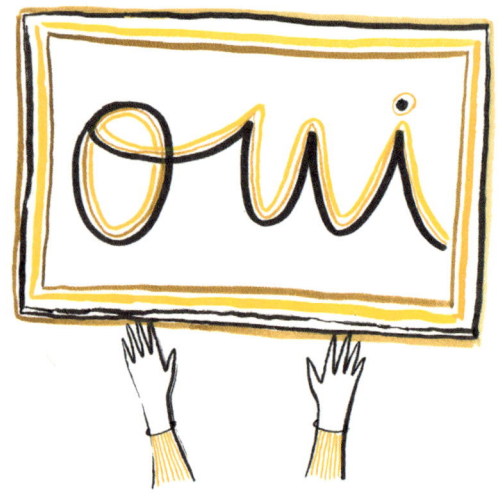

'예스'는 수많은 '노', 부정적인 생각, 무의식적인 금기를 쓸어 내는 주문이다. 불가능하다고 속삭이는 그 작은 목소리를 말이다. 여름에는 스스로 빛날 수 있도록 하자! 가능성의 목소리, 성취로 가는 길을 닦는 목소리에 귀를 기울이자.

준비물
- 초
- 인센스 스틱이나 화이트 세이지
- 성냥 혹은 라이터
- 종이
- 연필
- 거울

'예스'의 마법

'예스'는 계획이 구체적인 물질로 나타나고 실현되는 과정을 끌어낸다. '예스'는 첫 수확을 가능하게 하는 힘이 있다. '예스'는 여름이 막 시작될 무렵의 반짝이는 활력과 어울리는 마법의 단어다.

내 입에서 나온 말은 나 자신, 주변 그리고 삶에 영향을 미치는 파동이다. '예스'라고 말하는 것은 감사의 파동에 들어가 자신에게 지금 이 순간 살아 있는 즐거움을 누리도록 허락하는 것과 같다. 감사하다는 말은 '나는 원한다'는 명제에서 벗어나 '나는 받는다' 그리고 '나는 ○○이다'라는 명제에 자신을 포지셔닝하는 것이다. 라디오 주파수를 조정하는 것과 같다. '예스'의 주파수로 돌리자. 가장 강력한 감사의 주파수다! 나를 저절로 기쁘게 만드는 모든 것에 '예스'라고 말하자. 가장 중요하고 대단한 계획에 예스라고 답하자.

진행 순서

1. 초에 불을 붙여 신비한 공간을 만든다. 인센스나 화이트 세이지를 태워 신성한 공간을 정화한다.
2. 차분하게 앉아 의식에 집중할 수 있도록 한다. 촛불과 같이 호흡한다.
3. 삶에서 내지르고 싶은 모든 '예스'를 소리 높여 외친다. 필요하다면 먼저 적어 보자. 다음 예시처럼 마음이 시키는 대로 써 보자. "사랑을 원한다/사랑을 긍정한다/나는 조화로운 연인 관계에 있다.", "건강을 원한다/긍정한다. 나는 ○으로부터 완치되었다.", "화해를 원한다. 나는 X와 화해한다.", "나는 경제적 안정을 원한다. 나는 매달 ○○○의 소득을 얻을 수 있는 새로운 직장에 취직한다."

4. 누구를 대상으로? 바로 거울 앞에 있는 당신 자신에게 말한다.
5. 거울 앞에 서거나 손거울을 든다. 마치 처음 보는 사람처럼 자신의 얼굴을 바라본다. 얼굴의 모든 이목구비, 삶이 얼굴에 남긴 흔적들을 보며 숨을 쉰다.
6. 최소 3분간 따뜻한 시선으로 자신의 눈을 응시한다. "눈은 영혼의 거울이다".
7. 과감하게 '예스'라고 생각한다. 외부의 시선으로부터 자유로운 '예스'를 읊조린다. 내 안에서 공명하는 소리가 들릴 때까지 반복한다. '예스'의 긍정을 완전히 믿을 수 있을 때까지 계속한다.

쿤달리니 각성을 위한 가르침

자연 속에서 삶을 향해 '예스'라고 소리친다. 하루 일과 중 자연으로 나가는 시간을 정해 놓자. 나무, 바다, 산을 향해 나의 긍정 예스를 외쳐 본다. 자연은 내 진정한 다짐을 들어줄 가장 좋은 증인이다.

리추얼을 하기 좋은 때

가장 에너지가 넘치는 시간을 활용하려면 6월 20일에서 22일 사이 하지가 이상적인 시기다. 부정적인 '노', 편협한 믿음, 금기가 나를 방해하고 파괴하는 것 같다고 느껴지는 순간, 긍정 리추얼을 따라 한다. 자신감을 잃었을 때도 좋다. 주파수를 바꿔 '예스'라고 말한다!

사회는 강한 여성이 되려면 '노'라고 말하는 법을 배워야 한다고 말한다. 쿤달리니는 살아 있는 여성이 되려면 삶의 모든 것에 '예스'라고 말하는 법을 배워야 함을 알려 줬다.

엘렌 메디그$^{Hélène\ Médigue}$31가 전하는 후기

"사계절에 관한 쿤달리니의 가르침은 창조적이고 예술적인 여정을 도와주는 소중한 도구이다. 마리옹은 내가 다큐멘터리 영화 〈On a 20 ans pour changer le monde(세상을 바꿀 20년)〉을 제작하고 개봉할 당시 개인적으로 많은 도움을 줬다. 장편 다큐멘터리 작품을 제작하는 일은 굉장히 많은 각오가 필요한 매력적인 경험이다! 위험을 감수하고 두려움을 인정해야 하며…… 자기 파괴적인 믿음에 넘어가지 않아야 한다. 지난 10년간 매일 여러 가지 요가를 해 왔지만, 촬영하는 동안 마음을 위로해 주면서 창의력을 발휘할 수 있도록 도와준 요가는 쿤달리니가 유일하다. 마리옹의 가르침 덕분에 이 작품의 출발점에 한 걸음 더 다가가, 사람들과 지구를 돌보기 위해 더욱 이 이야기를 해야 할 필요가 있음을 절감할 수 있었다."

---

31 다큐멘터리 영화감독 겸 배우다.

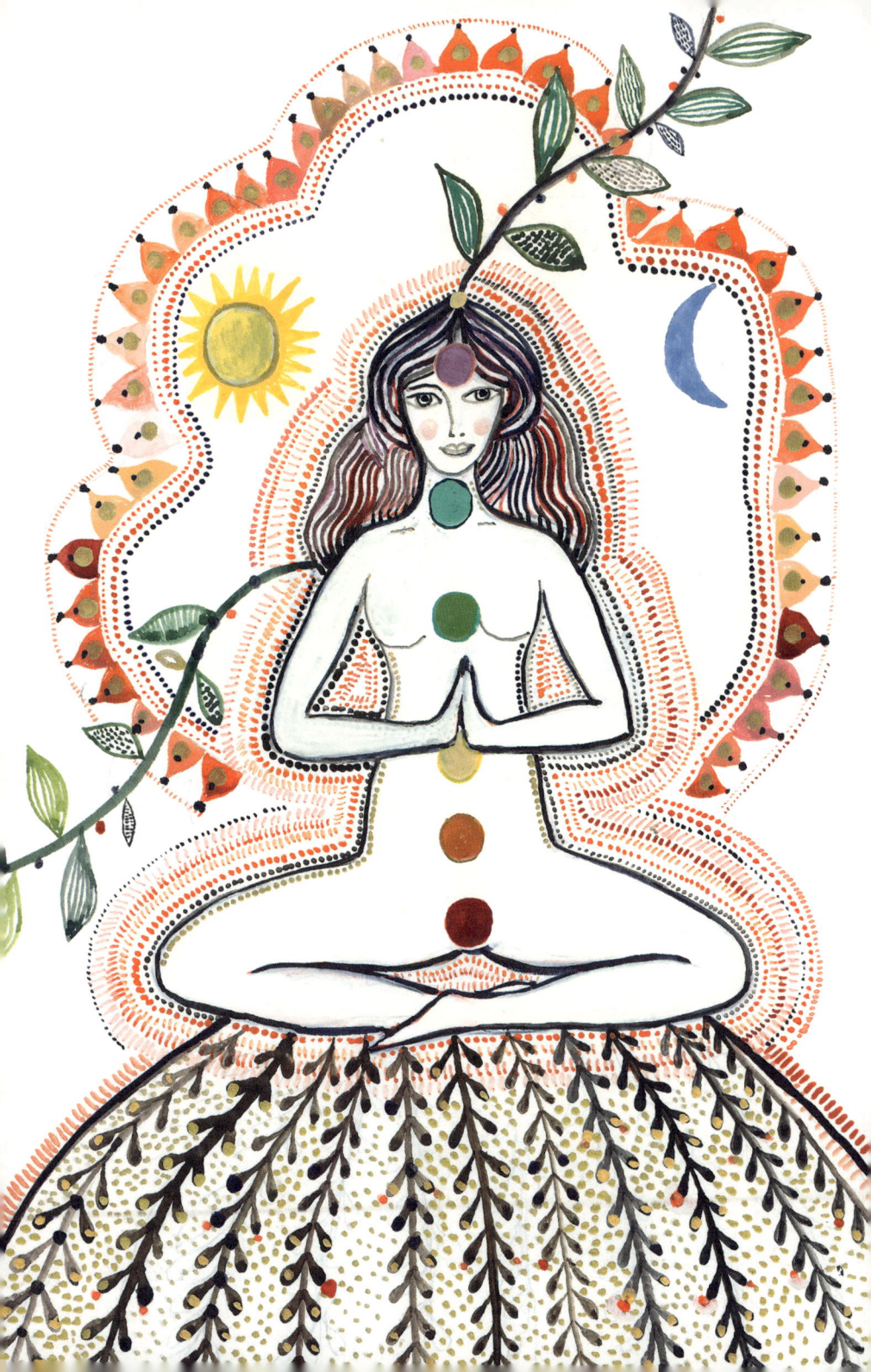

끝맺으며

페루 주술의, 로물로 펠리자 Romulo Pelliza[32]**의 말**

어머니 대지 위에 사는 우리는 모두 삶의 마법사입니다.

우리는 영혼의 깊은 갈망에 응답하여 현실을 공동 창조하면서 살아갈 책임이 있습니다. 우리는 진실하고 실용적인 자세로 우리의 가치를 구현하면서 인간적으로 생에 임할 책임이 있습니다. 우리 안에서 순환하는 생명 에너지와 창조 에너지를 표현하면서 모든 잠재력을 발휘할 책임이 있습니다. 그리고 우리는 순간순간 변화하는 패러다임에 발맞춰 삶의 곡예사가 되어야 하는 어지러운 시대를 살고 있습니다.

우리의 몸을 유연하게 만들어 우주의 곡예사로 가꿔 주는 쿤달리니 요가의 신성한 기술에 경의를 표하고 싶습니다. 쿤달리니 요가는 가면과 한계를 벗겨 내는 숨결로, 우리네 존재와 세상의 모든 차원을 탐색할 수 있도록 이끕니다. 우리 각자 안에 잠들어 있던 다차원적인 곡예사를 깨우는 것이죠.

쿤달리니 요가 수행은 우리의 원자가 우주의 원자와 함께 공명하

[32] 페루의 주술사이자 쿤달리니 요가 지도자.

도록 하는 양자역학 수리공과 같습니다. 이 우주적 수리공이 우리를 치유하고 합일과 평화, 환희와 사랑의 세계로 안내하지요.

쿤달리니 요가를 통해 어머니 대지를 밟고 사는 우리는 무한하게 퍼지는 메아리가 됩니다.

"Tierra mi cuerpo, agua mi sangre, aire mi aliento, fuego mi espiritu(땅은 나의 몸, 물은 나의 피, 공기는 나의 숨, 불은 나의 영혼이다).*"*_로물로 펠리자가 마리옹 세비에게

용어 정리

감정^{Émotion} : '운동'을 뜻하는 고대 프랑스어 'motion'에서 유래한 이 말은 내면의 기분이나 외부의 자극에 의해 일시적으로 생겨나는 정서적 정보다. 부정적인 감정은 신경계의 혼돈을 일으킨다. 반면 긍정적 감정은 면역계를 활성화시키는 힘이 있으며 신체에 여러 생리학적 이점을 제공한다. 쿤달리니 요가는 건강에 이롭도록 감정에 동화되지 않고 이를 변화시키는 연습을 제안한다.

겸허^{Humilité} : 땅을 뜻하는 라틴어 'humus'에서 유래되었다. 현실성을 가지고 자신에게 올바른 자리와 역할을 찾은 개인의 자세나 성품을 말한다.

고립^{Isolement} : 고립은 눈에 보이거나 보이지 않는 분리를 만든다. 고립은 고독의 동의어가 아니다. 우리는 물리적으로 혼자이면서도 다른 사람들과 충만하게 연결될 수 있고, 반면에 군중 속에서도 고립되었다고 느낄 수 있다.

공기^{Air} : 생명의 다섯 가지 근본 원소 중 하나로 심장에 있는 제4 차크라와 연관된다. 생명의 숨결인 공기는 모든 형태의 생명체를 살아 움직이게 만드는 무형의 원소다. 심장과 연관된 공기는 타인과 나를 구별하지 않고 어떤 조건이나 정해진 형태가 없는 무조건적인 사랑을 나타낸다.

공시성^{Synchronicité} : 삶의 우연으로 발생하는 기회로 사전에 계획한 일정과 전혀 무관하게 벌어지는 일을 말한다. 쿤달리니 요가 철학에서 공시성은 우리 내면에 존재하는 구루의 진리를 반영하는 유일한 스승이다.

구루^{Guru} : 산스크리트어로 구^{gu}는 그림자, 루^{ru}는 빛이다. 말 그대로 그림자에서 빛으로, 무지에서 깨우침으로 인도하는 안내자를 말한다. 다만, 이때 구루는 자기 안에 존재한다. 요가를 수련하면 자기 안에서 속삭이는 구루의 소리를 듣기 위한 내면의 공간이 만들어진다. 구루에는 '무겁다'라는 뜻도 있는데, 현재에 집중하고 지구에서 스스로의 무게를 감당하는 사람을 가리키기도 한다.

끌어당김의 법칙$^{Loi\ de\ l'attraction}$: 지구의 모든 것이 에너지이며 끌어당기는 힘이라는 원리에 기반한 법칙. 우리가 에너지로 발산하는 모든 것을 그대로 다시 우리 삶에 끌어당긴다는 뜻이다. 우리가 외부에서 체험하는 것은 모두 내부에서 진동하는 무언가다. 쿤달리니와 각종 리추얼은 이 진동수를 높여서 깊은 내면의 열망, 영혼의 열망과 조화를 이루고 일상을 공동 창조하기 위한 수단이다.

나디^{Nadi} : 산스크리트어로 '통로' 혹은 '관'을 뜻한다. 나디는 신체 에너지가 통하는 길로 7만 2,000개가 존재하며 동양 침술에서 경락^{經絡}

과 같은 개념이다. 쿤달리니 요가에서 말하는 주요 나디는 중앙 기도이자 우주의 에너지가 통하는 수슘나, 남성성인 태양 에너지가 통하는 기도인 핑갈라, 여성성인 달 에너지가 통하는 기도인 이다가 있다. 에너지가 순환할 때 이다와 핑갈라는 수슘나 주변으로 '사랑의 나선형'을 이루며 똬리를 튼다. 에너지 기도는 내면의 전기회로와 같다. 에너지의 올바른 순환은 합선되지 않고 내면의 빛을 밝히도록 도와준다.

대우주Macrocosme : 그리스어 'macro(거대한)'과 'cosmos(세상)'을 합친 말로 '거대한 세계', 다시 말해 가장 거대한 차원의 세계인 우주를 뜻한다.

도道, Tao : 동양철학에서 만물의 어머니인 도는 세상의 혈관 속에서, 그리고 모든 생명체의 맥에 흐르고 있는 근본 원리이며 이치다. 끝없이 회귀하면서 생명을 탄생시키는 숨결이기도 하다. 도는 인간의 지각으로 정의되지 않고 언제나 세포 단위에서 존재하는 '무엇'이다.

땅, 흙, 지구 Terre : 생명의 다섯 가지 근본 원소 중 하나인 흙은 토대를 이루는 원소다. 흙은 항문과 회음부 사이에 있는 제1 차크라와 연관되는데 이 자리는 인체가 땅과 만나는 지점(접지, 그라운딩)이자 우리의 생존 본능이 나오는 곳이다. 흙은 우리의 뿌리 그리고 세계와의 접촉에 관한 이야기를 담고 있다.

리추얼Rituel : 상징 언어, 무의식의 언어 및 확언의 힘을 기반으로 한 행위 혹은 말을 가리킨다. 의식은 순환적이고 반복적인 성격을 가지는데 그래서 대체로 자연(계절, 춘분과 추분, 하지와 동지, 보름달, 초승달 등)의 원형적 시간에 영향을 받는다. 또한 의식을 반복할수록 주술적 힘도 커진다.

만트라^{Mantra} : 산스크리트어로 암송하거나 반복하는 신성한 경구나 진언眞言을 뜻한다. 자파 수행의 경우 이 신성한 소리 혹은 노래를 일정 시간 반복해야 한다. 만트라는 특정한 에너지적 진동을 통해 정확히 원하는 에너지를 순환시킨다. 따라서 특별한 종류의 에너지(가령, 부나 풍요)를 구현하는 신성이나 원형과 대체로 결합되어 있다. 장기나 신체 부위에 연관되어 그것을 활성화하고 정화하는 역할도 한다. 만트라는 생기와 진동을 일깨우기 위해 고대부터 사용하던 일종의 암호다. 만트라 소리를 반복하면 마치 통제실이 재편성되듯이 우리의 정신에 작용하고, 신성에 다시 연결될 수 있다. 만트라는 에너지의 진동이라 그 의미를 우리말로 완벽하게 번역하여 옮기기가 어렵다. 번역이 머리에서 일어난다면, 진동은 세포와 의식에서 일어나기 때문이다. 참고로 만트라를 나타내는 언어는 크게 세 가지가 있다. 큰 소리를 내는 인간의 언어, 낮게 속삭이는 연인의 언어, 소리 내지 않고 가장 섬세한 언어인 천사의 언어다.

명상하기^{Méditer} : 자아와 우주에 대한 의식으로 정의되는 신체적·정신적 수행. 평온한 마음과 중립적인 정신 상태를 되찾는 것이 명상의 목적이다. '훈련하다', '준비하다', '곰곰이 생각하다'라는 뜻의 라틴어 'meditari'에서 유래한 말로, 삶의 비밀과 내적 평화의 열쇠를 간직한 숨(호흡) 그리고 자아와 내면에서 만나는 연습으로 정의할 수 있다. 명상은 외부의 판단으로부터 자유롭게 순전히 느낀 바만을 탐구하는 공간을 열어 준다. 또한 이때 만트라*, 무드라* 혹은 프라나야마*와 결합될 수 있다.

무드라_{Mudra} : 손동작을 사용하여 몸속의 특정한 나디(기도)를 자극하는 요가다.

물_{Eau} : 생명의 다섯 가지 근본 원소 중 하나인 물은 골반에 있는 제2 차크라와 연관된다. 골반은 무의식, 감정, 창조력이 샘솟는 곳이다. 물은 생명의 원천으로 운동과 생식력을 상징한다.

물라 반다_{Mulha bandha} : 회음부, 항문, 배꼽 주변 근육의 수축을 말한다. 괄약근, 성기 근육 그리고 아랫배를 모두 수축하여 신체의 근본적인 호흡 아파나와 프라나 간의 균형을 찾을 수 있다. 반다를 수행하는 동안 수축의 열기로 아파나와 프라나가 결합하고, 이 결합이 재생성의 숨과 배설의 숨 사이의 균형을 맞춰 준다.

반다_{Bandha} : 산스크리트어로 '잠그다'라는 뜻의 반다는 신체 특정 부위를 수축하는 근육의 움직임이다. 이 수축은 기와 체액(혈액, 뇌척수액)을 모아 순환시키는 파동을 형성한다. 태곳적부터 반다는 주요 나디와 차크라를 향해 기를 모아 보내면서 척추를 따라 흐르는 쿤달리니 에너지를 활성화하는 데에 사용한 기법이다. 이를 통해 물리적·에너지적 신체를 바르게 정렬하고 안정시킬 수 있다.

보름달_{Pleine Lune} : 달 전체가 태양 빛을 완전히 받는 때로 에너지의 변화와 의식 수행에 적절한 시기다. 보름달이 뜨는 동안 남성 에너지(태양)는 여성 에너지(달)를 드러나게 하고 잉태시킨다. 세상을 비추는 거울 같은 보름달을 바라보며 자신의 내면을 돌아보기에도 좋다.

불^{Feu} : 생명의 다섯 가지 근본 원소 중 하나인 불은 배꼽(몸의 중심)에 있는 제3 차크라와 연관된다. 배꼽에는 운동을 일으키는 파동이 있으며 불은 자신감, 열정을 불어넣고 시야를 선명하게 한다.

비자 만트라^{Bija mantra} : 씨앗 만트라. 비자는 산스크리트어로 씨앗을, 만트라는 신성한 경구나 신성한 소리를 뜻한다. 에너지를 순환시키고 몸과 마음에 진동의 씨앗을 심기 위해 요가 수련에서 사용하는 신성한 음절을 일컫는다. 예를 들어 '옴^{OM}'은 가장 널리 알려진 비자 만트라로 생명의 씨앗을 심는 소리다. '하르^{HAR}'는 불, 변화, 풍요의 씨앗을 심는 비자 만트라다('만트라' 참조).

사바사나^{Shavasana} : 깊은 이완 자세. '송장 자세'라고도 부르는 사바사나는 신체적 죽음이 지구에서 살아온 모든 경험을 통합하듯이 모든 요가 자세를 하나로 통합한다.

산스크리트어^{Sanskrit} : 기원전 14세기경부터 쓰인 인도 반도 언어의 근간. 이 인도·유럽어는 신들의 언어라고도 불린다. 성서, 경전, 과학, 문학 등 학문을 기록했던 언어.

상칼파^{Sankalpa} : 산스크리트어로 상^{san}은 연결, 칼파^{kalpa}는 소원을 의미한다. 상칼파는 1인칭 현재 시제의 긍정 확언으로 의지를 다지는 요가 수련이다. 이 마음속 다짐은 내면에서 싹을 틔우고 실재하는 현실로 나타날 수 있도록 심는 씨앗처럼 작용한다.

생기 또는 생명 에너지_{Énergie vitale} : 동양의학에서 기氣, 인도 전통 의학에서 프라나라고 하는 생명 에너지는 몸을 살아나게 하는 생명의 흐름이자 호흡이다. 이 흐름은 경락, 나디(기도) 혹은 차크라를 따라 순환한다. 기가 사라진 육체는 송장과 다름없다. 쿤달리니는 여러 가지 훈련을 제시하여 몸속 생기가 자유롭게 순환하도록 하는 좋은 움직임을 이끌어 낸다. 기가 자유롭게 순환하면 물리적·감정적·정신적으로 부정적인 상태를 긍정적이거나 중립적인 상태로 바꿀 수 있다.

생식샘_{Gonade} : 생식세포를 만드는 유기체적 둥지다. 인류의 재생산에 관여하는 생식선으로 여성의 경우 난소, 남성의 경우 고환을 말한다. 제2 차크라인 물 원소와 생식 에너지와 연관되어 생명의 순환적 시간관을 만드는 자리다. 여성 생식샘은 달을 따라 평균 28일 주기로 활동하고 남성의 생식샘은 태양을 따라 평균 24시간을 주기로 활동한다. 정자는 약 72일 주기로 만들어지며, 이 과정을 거쳐 완성되어 활동하는 정자가 매일 약 1억 개다. 이렇게 생식샘에는 생명 순환 주기의 비밀이 담겨 있다. 아울러 잘 알려져 있지 않을 뿐, 남성도 여성과 마찬가지로 호르몬 주기를 경험한다. 사람은 선형적 존재가 아니며 모든 생명체는 순환적 존재다. 따라서 남성은 선형적이고 여성은 순환적이라는 대치 구조로 이해하는 것은 생명의 균형을 간과하는 것이다.

생체 자기장_{Champ magnétique humain} : 생체 자기장은 몸 주변을 둘러싼 에너지의 장으로 몸 안에서 에너지의 흐름이 움직일 때 나타난다. 가장 큰 자기장을 발산하는 장기는 심장이다. 생체 자기장은 일종의 방어막처럼 기능하여 부정적 에너지와 삶의 기쁨을 빼앗고 몸의 활기를 약화시키는 여러 감정적 충격으로부터 우리를 보호해 준다.

샤크티*Shakti* : 산스크리트어로 샤크티는 힘 또는 권능을 의미한다. 뱀의 형상을 한 힌두교 신으로 창조의 신성한 어머니이며 창조, 우주, 여성 에너지의 원형이다. 탄트라에서 샤크티는 쿤달리니, 즉 모든 생명체 안에서 흐르고 있는 생명 에너지다. 인체에서 쿤달리니가 자유롭게 순환할 때 각자 지닌 에너지의 잠재력이 완전히 발휘된다. 남성 에너지 시바와 결합하여 모든 개인적 제약과 경직성을 초월한 엑스터시*extase*와 무한한 삶의 기쁨으로 우릴 인도한다.

선형적 시간*Temps linéaire* : 산업화를 거치면서 사람이 정의한 시간 개념. 직선적 시간관은 하나의 수평선 위에 과거, 현재, 미래라는 지표를 바탕으로 나타난다. 이 평평한 시간은 길게 수평으로 이어지면서 생명 에너지를 납작하게 만든다. 사회적·경제적으로 높은 효용성을 가졌으며, 시간을 미리 계획하고 '관리'하는 대상으로 보는 관점이다.

세포*Cellule* : 모든 생명체를 구성하는 기하학적 미세 구조. 여기서는 살아 있는 의식의 유기체저이고 미세한 중심체를 말한다. 세포는 모든 생명체를 무한대無限大에 연결하는 무한소無限小의 진동과 지혜를 담고 있다.

세포의 진동*Vibration cellulaire* : 우리의 세포는 무한히 작은 영역에서 진동한다. 세포가 진동하면서 흡수와 재생 작용이 일어나고 세포 긴의 소통이 활발해진다. 세포의 진동으로 인체는 자연 그리고 코스모스와 소통할 수 있다.

소우주^{Microcosme} : 그리스어 'micro(작은)'와 'cosmos(세상)'을 합친 말. 여기서 소우주는 우주에 비교한 인간 혹은 무한소의 세계에 존재하는 인체의 세포를 뜻한다.

순환적 시간$^{Temps\ cyclique}$: 고대의 자연적 시간 개념인 순환적 시간관은 나선 모양으로 나타나며 천체, 지구, 계절, 인체 세포의 순환을 기반으로 한다. 나선형 시간은 직선이 아니라 위아래로 늘어나 하늘과 우리의 삶에서 행성을 정렬한다. 이 원형적 시간관에서 어긋난 약속이란 존재하지 않으며 오직 공시성만이 존재한다. 스스로 흘러가는 도의 시간이다.

숨 또는 숨결^{Souffle} : 들이쉬고 내쉬는 공기. 숨은 생명체와 코스모스를 살아 움직이게 하는 우주 에너지다. 숨 쉬지 않는 몸은 곧 죽은 몸이다. 호흡에는 크게 네 단계가 있는데, 각 단계는 힌두교에서 말하는 인생의 네 단계와 사계절에 하나씩 해당한다. 첫 번째, '들이쉼'은 '탄생'이자 '봄'이다. 두 번째, '폐를 가득 채움'은 '성장'으로 '여름'이다. 세 번째, '내쉼'은 '내려놓음'과 '가을'을 뜻한다. 마지막 네 번째, '폐를 비움'은 '무 혹은 짧은 죽음'으로 '겨울'이다.

숫자 9 : 9는 잉태의 숫자이자 삶의 시작을 뜻하는 숫자로 완결과 전체를 상징한다. 연금술사들에게 신비의 숫자로 통한 9는 다른 자연수를 곱한 후 각 자리 숫자를 더할 때 항상 9를 만들 수 있다(예시: 9×

3=27, 2+7=9).

스트레스Stress : 물리적·감정적·정신적으로 작용하는 강한 압박이나 힘. 긍정적 스트레스는 에너지를 방출하고 몸과 마음을 열어 긍정적으로 변화시킬 수 있는 반면, 부정적 스트레스는 몸을 산성화하고 생기를 약화시키며 건강을 해친다.

습관Habitude : 우리의 육체, 신경계 그리고 내분비계에 각인된 정신적 프로그래밍을 말한다. 신경계와 내분비계를 초기화하고 정화하는 것은 해로운 습관에서 벗어나 에너지 수준을 끌어올릴 기회다.

시바Shiva : 산스크리트어로 '친절한, 상서로운'이라는 뜻이다. 친절함과 요가의 신인 시바는 남성적 우주 에너지의 원형이며 창조하고, 파괴하고, 드러나는 코스모스의 원리다. 시바 신의 여러 속성을 나타내는 상징 중 하나는 그가 목걸이처럼 두르고 있는 코브라, 쿤달리니다. 시바와 여성 에너지, 샤크티 간의 결합으로 도달하는 우주적 오르가슴은 삶의 무지를 파괴한다.

신성Sacré : 절대적 존경과 완전한 경배를 불러일으키는 것. 여기서는 살아 있는 것을 가리킨다. 신성은 천골薦骨, Sacrum이라고 하는 엉치뼈 기저에 똬리를 틀고 있는데 이것이 바로 생명 에너지 혹은 코스모스 에너지인 쿤달리니다.

아파나Apana : 생명체의 호흡 중 하나로 신체의 배설에 관여한다. 아파나는 하반신과 배설 기관에서 일어나는 호흡으로 다섯 가지 근본 원소 중 하나인 흙과 연관된다. 사람의 몸에는 기본적으로 배설하는 호흡인 아파나와 재생하는 호흡인 프라나라는 두 종류의 호흡이 일어난다. 따라서 두 호흡 사이의 균형은 아주 중요한 활력소다. 노폐물의 배출과 재생이 조화롭게 일어나는 신체는 건강한 상태를 유지할 수 있다.

앞으로 강하게 숙이기$^{S'incliner}$: 여기서는 심장을 머리보다 높게 위치시키면서 몸을 구부리는 것이 아니라 절대적인 방식으로 숭배하는 자세를 말한다. 자아보다 더 큰 존재에 완전히 자신을 맡겨 내면과 만물에 존재하는 무한함에 연결되는 자세다.

에고^{Ego} **또는 자아** : 오만과 이기주의의 근원이자 봉사와 헌신의 근원이기도 한 존재의 구조. 우리의 생존 본능이 에고에서 나온다. 에고가 개별적 언어로 말한다면 영혼은 보편적 언어로 말한다. 요가는 에고라는 개인적 언어를 영혼이라는 보편적 언어에 맞춰 활용하게 하는 훌륭한 수단이다.

에너지^{Énergie} : 그리스어로 '활동'을 뜻하는 '에네르게이아^{energia}'에서 유래된, 아리스토텔레스 철학에서 나온 개념이다. 과학자들은 어떠한 상태를 바꾸거나 변형시키는 능력을 정의할 때 '에너지'란 단어를 사용한다. 에너지는 움직임을 만들거나 빛 혹은 열 형태의 전자기파를 이루는 힘이다.

에테르^{Éther} : 산스크리트어로 아카샤^{Akasha}는 공간 또는 공空을 뜻한다. 생명의 다섯 가지 근본 원소 중 하나인 에테르는 목구멍에 있는 제5

차크라와 연관되어 있다. 목은 말을 통한 정화와 창조가 일어나는 곳이고 에테르는 모든 원소의 화학작용이 일어나는 공간이다.

요가^{Yoga} : 산스크리트어로 '결합, 합일, 멍에, 고리'를 의미한다. 요가는 몸과 마음의 합일을 목적으로 하는 오래된 신체적·영적 수련이다. 2014년에 인도 총리의 추진으로 유엔은 '세계 요가의 날'을 지정했다.

요니^{Yoni} : 여성 에너지의 상징인 외음부를 형상화한 것. 주로 남성 에너지의 상징인 음경을 표현한 '링가^{Linga}'와 결합한 형태로 나타난다. 요니는 생명의 비밀을 간직한 신성한 자리를 가리킨다.

육화 또는 현현^{Incarnation} : 신성이 육체로 나타나는 것. 모든 생명의 원천이 지상의 존재로 물체화되어 나타나는 것을 말한다. 우주의 혼이 지상의 물질을 만날 때, 영혼의 숨결이 썩어 없어질 육신에 머무르는 때가 바로 현현이다.

의식^{Conscience} : 세상 그리고 자아와의 내면적 관계로 직관적이면서 경험적인 것이다. 앙리 베르그송은 내면세계로 향하는 관문인 의식과 두뇌의 지적 활동을 구분했다.

의지^{Intention} : 라틴어 '가다, 향하다^{intendere}'에서 유래한 이 말은 이 책에서 요가, 리추얼 그리고 삶에 적극적으로 참여하겠다는 마음의 상태를 말한다. 의지는 내면의 기도이자 자신과의 보이지 않는 계약이며, 의식적인 숨에 의해 움직이는 생각이다.

자파 Japa : 산스크리트어로 만트라의 지속적 반복을 의미한다. 만트라의 반복은 마음을 진정시키고 에너지의 문을 여는 반복적인 명상이다. 마치 아이가 같은 행동이나 단어를 지치지 않고 되풀이하면서 삶과의 관계를 형성하고 습득하듯이 우리는 소리의 반복으로 끝없는 학습을 체험하게 된다.

정신 Mental : 사고, 행동, 감정의 통제실이다. 쿤달리니에서 정신 상태는 크게 세 종류로 구분된다. 1. 낙관적이고 자신감 있는 상태인 긍정, 2. 비판적이고 위험 요소에 대해 분석하는 부정, 3. 사고나 행동, 감정에 동화되지 않는 고요한 상태인 중립이다. 탄트라 철학에서 정신은 변화에 예민한 물질이다. "정신이 변하는 대로 세상도 변하기 때문"이다(바그완 쉬리 라즈니쉬 Bhgwan Shree Rajneesh, 《비밀의 서》).

좌골 Ischion : 골반을 구성하는 뼈. 아랫부분이 뾰족하고 살짝 앞으로 기운 형태의 좌골은 우리가 앉을 때 골반의 무게를 지탱하고 균형을 잡아 준다. 창조력의 중추인 골반을 받치는 땅과 가장 먼저 맞닿고 연결되는 부분이기도 하다.

지구자기장 Champ magnétique terrestre : 물리학과 전자기학에 따르면 지구의 핵은 뜨겁게 끓는 금속성 유체로 이것이 회전하면서 지구의 자기장이 생겨난다. 지구 내핵은 나침반을 움직이는 거대한 자석으로 바다와 대양의 물을 지구에 붙들고 있다. 또한 이 지구자기장은 태양으로부터 오는 복사 에너지를 보호막처럼 막아 지구에 거주하는 모든 종류의 생명체를 지켜 준다.

진동Vibration : 흔들리는 움직임이다. 여기서는 특정한 요가 동작 수행이나 어떠한 의식이 갖는 상징체계로 인해 발생하는 세포의 진동* 운동을 말한다.

차크라Chakra : 산스크리트어로 바퀴나 원반을 의미한다. 요가에서 차크라는 신체 에너지의 중심지(응집소)를 가리킨다. 차크라는 8만 8,000개로 아주 많지만, 7개의 주요 차크라는 몸 아래에서 위로 척추를 따라 분포되어 있다. 차크라는 우리의 건강과 에너지의 균형을 책임지는 바퀴다. 차크라의 회전과 균형은 건강과 삶에 관한 열린 자세를 보여 주는 증거다. 각 차크라는 하나의 원소, 에너지 그리고 태어날 때부터 받은 권리와 관련된다. 7개의 차크라는 서로 소통하면서 에너지를 주고받는다. 5,000년 인도 과학의 신비와 의학이 모두 이 차크라에 담겨 있다.

초승달Nouvelle Lune : 달의 오른쪽이 태양에 비춰 달의 숨겨진 얼굴이 드러나는 것으로 소망과 기도를 올리기 적절한 때다. 초승달에는 무의식과 의식이 만나 교감한다. 내면을 비추는 거울 같은 초승달을 보며 자신의 내면을 돌아보기에도 좋다.

코스모고니Cosmogonie : 그리스어 '코스모스cosmos'와 '잉태하다'는 뜻의 '곤gon'이 합쳐진 말로 이야기, 동화, 신화적 시의 형태로 쓰인 우주 창조의 미스터리를 뜻한다.

코스모스Cosmos : 우주와 그 질서. 코스모스는 지적 사고로 파악할 수 없지만, 의식과 체세포를 통해 경험적으로 파악하는 것이 가능하다.

쿤달리니^{Kundalini} : '돌돌 감긴 모양'을 뜻하는 산스크리트어 '쿤달라 kundala'에서 유래한 말로 쿤달리니는 매일 아침 눈을 뜨게 하는 생의 도약이다. 고대 인도의 가르침에 의하면 쿤달리니는 생명 에너지, 즉 생기다. 쿤달리니는 또한 우주의 에너지를 뜻하며, 이는 사람 몸 안에서 작용하는 창조 에너지와 여성성인 샤크티다. 쿤달리니는 척추 기저에서 마치 똬리를 튼 뱀처럼 돌돌 감긴 모양으로 존재한다. 오직 탄트라 수련만이 이 힘을 각성시켜 엉치뼈부터 정수리 끝까지 척추를 따라 순환시킬 수 있다. 쿤달리니는 척추의 중앙 기도인 수슘나(이 책의 24쪽 삽화 참조, 용어 중 '나디' 참조)를 따라 차크라에서 차크라로, 아래에서 위로 이어지면서 이 에너지 중심 간의 균형을 형성한다. 쿤달리니의 상징은 고대 그리스부터 치료의 상징이었던 뱀인데, 예를 들면 의학의 신 아스클레피오스의 지팡이(한 마리의 뱀이 둘둘 감고 있는 지팡이-옮긴이), 프랑스에서는 주로 헤르메스의 카두세우스(두 마리의 뱀이 서로 반대 방향으로 감고 올라가 있으며 상단은 날개 모양으로 장식된 지팡이-옮긴이) 혹은 건강과 의술의 여신인 히기에이아의 접시에 등장하는 상징이다.

쿤달리니 요가^{Kundalini yoga} : 쿤달리니 요가는 탄트라 요가의 일종이다(탄트라 참조). 기의 자유로운 순환이자 척추를 유연하게 만드는 활력의 요가다. 이를 통해 수행자는 살아 있는 기분을 느끼고 모든 형태의 생명과 다시 연결될 수 있다. 쿤달리니 요가 기법은 아주 오래된 전체론적 기법으로 인간이라는 존재의 물리적·감정적·정신적·영적 차원에 종합적이고 통합적으로 작용한다. 쿤달리니 요가는 호흡, 동적이거나 정적인 자세, 춤, 소리(만트라 형태), 이완과 명상을 활용한다.

크리야*Kriya* : 산스크리트어로 '행위', '의례'를 뜻하는 크리야는 변화와 정화, 해방의 과정으로 원하는 효과를 이루기 위한 어떤 행위 혹은 일련의 행위 전체를 일컫는다. 여기서는 에너지를 변화시키는 특정한 능력과 의지를 가지고 수행하는 동작 혹은 동작 시퀀스를 말한다.

타자성*Altérité* : 나와 '다른 것'을 말한다. 자신의 상처나 소중한 면을 비추는 거울로서 타자를 인정하는 것은 쿤달리니 요가에서 아주 강력한 변화의 원칙이다. 쿤달리니의 변화력을 배가시키기 위해 파트너와 얼굴을 마주 보고 며칠에 걸쳐 수련하는 '화이트 탄트라'라는 요가도 있다.

탄트라*Tantrisme* : '카마*Kama*', 즉 욕망을 기반으로 한 인도의 영적 가르침. 이때 욕망은 우주 에너지의 근원으로 간주된다. 욕망은 여기서 우리를 지배하는 것이 아니라, 삶의 끝없는 동력으로서 인간이 받아들이고 체험하고 승화시키는 것이다. 탄트라는 세상을 탄생시킨 사랑의 춤을 배우는 과정이다. 탄트라는 여성 원리, 샤크티*와 남성 원리, 시바*의 결합을 생명 창조의 근원으로 바라본다. 비단 성적인 영역에만 국한되지 않고, 모든 영역에서 일상적으로 수행할 수 있는 가르침이다. 탄트라는 신성과 세속(인간, 지상) 사이를 끝없이 교차하며 통과한다. 금욕주의에 기반한 종교나 영성과 달리, 탄트라는 우리가 현실과 현현(육체)을 체험하면서 단순하고 즐거운 영적 세계에 입문할 수 있도록 이끈다. 또한 명상*을 통해 의식적으로 감각기관을 발전시켜 충만한 삶을 맛보고 생명과의 합일과 황홀한 감각을 되찾을 것을 제안한다. 탄트라 수행 기법은 기원전 1,000년경에 기록된 경전, 의례, 만트라, 얀트라(신성한 기하학적 모양), 시각화, 호흡, 명상, 자세, 춤 혹은 노래를 기반으로 하며 그 활용이 무궁무진하기 때문에 각자의 잠재력을 개발하는 데 충분히 사용할 수 있다.

탄트라 섹슈얼리티^{Sexualité tantrique} : 신성할 정도로 의식적이고, 부드럽고, 느리며 사색적인 섹슈얼리티다. 섹슈얼리티는 사랑하는 동안 몸에 흐르는 생기(쿤달리니)를 느끼고 인지하는 것을 목적으로 하는 진정한 요가가 된다. 탄트라 섹슈얼리티는 육체관계를 모든 금기로부터 해방시켜 주지만 그렇다고 해서 완전히 자유분방하지는 않다. 몸과 마음을 의식적 혹은 무의식적 방해로부터 해방시키고 에너지를 흐르게 하려면 의례, 호흡, 시각화, 자세 등 매우 구체적인 방법에 기대야 한다. 탄트라 섹슈얼리티는 엑스터시, 합일 그리고 내면의 평화를 향해 열리는 신성한 문이다.

프라나^{Prana} : 산스크리트어로 사람의 몸속과 세계를 순환하는 생명의 숨, 우주의 숨이라는 뜻이다. 재생의 숨을 일컫는 말이기도 하다. 프라나는 목구멍에서 배꼽 그리고 배꼽에서 목구멍 사이에서 움직이는 부활의 숨이자 음식, 액체, 공기, 모든 감각적·정신적 정보 등 새로운 것을 우리 몸에 수용하는 숨이다. 다섯 가지 근본 원소 중 하나인 공기와 연관된다.

프라나야마^{Pranayama} : 호흡에 관한 규율. 산스크리트어로 '프라나'는 숨, '아야마'는 팽창, 확장, 통제를 의미한다. 요가에서 호흡 훈련을 일컬을 때 사용한다.

참고 문헌

중력과 은총, 시몬 베유, 문학과지성사, 2021

쿤달리니 요가의 심리학, 칼 구스타프 융, 부글북스, 2018

De mémoires de Fœtus, l'héritage familial s'inscrit dans nos cellules dès la conception, Gaubert Edmée, Le souffle d'Or, 2011

Encyclopédie des religions, Gerhard J Bellinger, Librairie Générale Française, 2000

Heart Intelligence : connecting with the Intuitive Guidance of the Heart, Doc Childre, Howard Martin, Deborah Rozman, Rollin Mc Craty. Waterfront Digital Press. Material, 2016

L'Énergie spirituelle, Henri Bergson, Petite bibliothèque Payot, Payot & Rivage, 2012

La Kundalini, ou, L'énergie des profondeurs : étude d'ensemble d'après les textes du Sivaïsme non dualiste du Kasmir, Lilian Silburn, Poche, 2000

Le Cosmos symbolique du XIIe siècle, Marie-Thérèse d'Alverny, Archives d'histoire doctrinale et littéraire du Moyen Âge, Vol 20. J. Vrin, 1953

Le Livre des Secrets, Bhagwan Shree Rajneesh, Albin Michel, 1983

Le Yoga des éléments, Florence Dugowson, Massot, 2018

Les fondamentaux de la médecine chinoise, Giovanni Maccocia, Elsevier, 2018

Mudra, Le Yoga des doigts, des gestes simples et bienfaisants, Juliette Dumas et Locana Sansregret, Flammarion, 2019

Parole de terre, Une initiation Africaine, Pierre Rabhi, Albin Michel, 1996

Prana, Prani, Pranayam, explorez la technologie du souffle du Kundalini Yoga enseignée par Yogi Bahjan, Golden Temple France

Proses philosophiques, Partie II - L'âme, Victor Hugo, Starebooks, 2013

Slow Sex, Faire l'amour en conscience, Diana Richardson, © ALMASTA éditions, 2013

Spinoza, une philosophie de la joie, Robert Misrahi, Entrelacs, 2005

Tantra, la dimension sacrée de l'érotisme, Daniel Odier, Pocket, 1996

Yoga Festival 1999-2012, 14 ans de Big Top, Hilmat Singh Khalsa et Baljeet Kaur, Golden Temple France

Œuvres complètes, Spinoza, Pléiade, Gallimard, 1955

추천 음악

AJEET KAUR. feat. Peia - 앨범명 : Haseya - 곡명 : Kiss the Earth ⓒ 2016 Spirit Voyage.

BAHARAMJI & MASHI - 앨범명 : The Lotus Lounge Garden - 곡명 : Cameldriver Original Mix ⓒ 2009 Jubilee records.

BYRON METCALF - 앨범명 : A Warning From the Elders - 곡명 : Heart Warriors ⓒ 2007 Dr Bam's Music.

DANNY BECHER - 앨범명 : Touched by sound - 곡명 : Inside ⓒ 2006 Oreade Music.

DEV SUROOP KAUR - 앨범명 : KIRTAN KRIYA - 곡명 : SA-TA-NA-MA ⓒ 2016 Dev Suroop Kaur.

DEVA PREMAL - 앨범명 : Mantras for precarious times - 곡명 : Om Namo Bhagavate Vasudevaya (Libération) ⓒ 2010 White Swan.

LAYA PROJECT - 앨범명 : Laya Project - 곡명 : Katalu talu ⓒ 2010 Eartsync.

LAYNE REDMOND AND TOMMY BRUNJES - 앨범명 : Trace Union - 곡명 : Moroccan Moon ⓒ 2000, 2002, 2007 Golden Seed.

MANEESH DE MOOR - 앨범명 : Sadhana - 곡명 : Cosmic Flow - Sounds True ⓒ 2005, 2006, 2014 MDMSound.

MARWAN ABADO & PETER ROSMANITH - 앨범명 : MARAKEB - 곡명 :

Love Letters from LITSCHAU ⓒ 2001 Iris Music.

MAYA FIENNES - 앨범명 : Kundalini Mantras - 곡명 : SAT NAM energise ⓒ 2010 MayaSpace Ltd.

MIRABAI CEIBA - 앨범명 : Sacred Love Meditations - 곡명 : Humee Hum, The Other is You ⓒ 2013 Spirit Voyage

MUSTAPHA TETTEY ADDY & VARIOUS ARTISTS - 앨범명 : The Heart of percussion - 곡명 : Coming Home ⓒ 1996 Weltwunder.com/Mustafa Tetty Addy.

MUSTAPHA TETTEY ADDY - 앨범명 : Come and Drum - 곡명 : Pepe-Didim, Pepe ⓒ 1999 Mustapha Tetty Addy/Weltwunder.com.

MUSTAPHA TETTEY ADDY - 앨범명 : Heart of percussion - 곡명 : Nana, na-na, Nana ⓒ 1996 Weltwunder.

PATRICK TORRE - 앨범명 : Les cinq éléments et les 7 chakras, Votre véritable Nature - 곡명 : Eau de Shiva/Shakti ⓒ 2006 Anima Mundi Production

PREM JOSHUA - 앨범명 : Dance of Shakti - 곡명 : Dance of Kali ⓒ 2001 White Swan Records.

PREM JOSHUA - 앨범명 : Dance of Shakti - 곡명 : Nanak ⓒ 2001 White Swan Records.

SIMRAM KAUR KHALSA - 앨범명 : Tantric Har & Har Haroy Haree Wake Gurn - 곡명 : Tantric Har ⓒ 2012 Original.

THE GYPSY CARAVAN - 앨범명 : Caravan Rhythms - 곡명 : Karachi ⓒ 2001 Gypsy Caravan.

THE GYPSY CARAVAN - 앨범명 : Quest - 곡명 : Hillside ⓒ 2004 Gypsy Caravan.

감사의 말

여러 시대를 거쳐 쿤달리니 요가를 전수하기 위해 애써 온 모든 스승, 사상가, 번역가, 교사들에게 무한한 감사를 보낸다. 요기 바잔의 가르침, 카르타 싱의 가르침, 나를 계속해서 교육한 암리트 남 사로바르 스쿨에 감사한다.

각자의 내면에 살아 있는 마법사를 깨운 모든 마법사, 에밀리오 에스카리즈, 로물로 펠리자, 장애인과 아이들, 제자들 등 요가의 부름에 응답해 준 모든 이들에 감사한다.

내 요가 센터의 든든한 지원군들, 다니엘라 슈미트, 라나 요가 리브 고슈, 알렉시아 로사니, 자비에 샤뵈르, 이사벨 샤뵈르, 엘로디 가라몽, 카푸신 슈미트, 캐롤 리페이, 타이거 요가 클럽의 세바스티앙 루엘에게 모두 감사를 전한다.

헌신적으로 도움을 준 앤느 비앙키, 페레니스 갈리마르, 샤를 파트싱, 프랭 괴리, 엘렌 메디그, 장 밥티스트 퐁슬레, 릴리 바버리 쿨롱, 메리엠 부암란, 파스카 마르시에 로페즈, 필립 가르니에, 사트묵 싱, 시리 아브타 싱과 발렌틴 테세르에게 감사를 전한다.

특히 책에 대한 씨앗을 처음 심어 준 엘로디 가라몽와 리마 부지드에게 감사를 전한다.

펜을 들 용기를 주고 집필과 편집 과정 내내 나를 지지해 준 리마 부지드에게 감사한다.

함께 강력한 창작의 여정을 함께한 오렐리아 프롱티 삽화가에게도 감사한다.

나의 어머니 캐서린 세비의 끝없는 지지와 사랑에 감사의 마음을 전한다.

내 창조력을 아낌없이 지원해 준 아마존의 정글과 달, 태양, 별에게 감사한다!

차크라와 요가
명상과 호흡을 위한 쿤달리니 요가

초판 발행일 2024년 8월 20일
펴낸곳 동글디자인
발행인 현호영
지은이 마리옹 세비
그린이 오렐리아 프롱티
옮긴이 박서영
편 집 김은찬, 황현아
디자인 강지연, 김혜진
주 소 서울특별시 마포구 월드컵북로58길 10, 더팬빌딩 9층
팩 스 070.8224.4322

ISBN   979-11-91925-21-0

Kundalini des saisons
Le yoga du vivant

by Marion Sebih
Illustrated by Aurélia Fronty
Copyright ⓒ Flammarion, Paris, 2021
All rights reserved.

Korean translation rights ⓒ Dongle Design, 2024
Korean translation rights are arranged with
Flammarion SA through AMO Agency, Korea

이 책의 한국어판 저작권은 AMO 에이전시를 통해 저작권자와 독점 계약한 동글디자인에 있습니다.
저작권법에 의해 한국 내에서 보호를 받는 저작물이므로 무단 전재와 무단 복제를 금합니다.

잘못 만든 책은 구입하신 서점에서 바꿔 드립니다.

동글디자인에 투고를 희망하실 경우 아래 메일을 이용해 주십시오.
전문서적부터 실용서적까지 다양한 분야의 도서를 출간하고 있습니다.
dongledesign@gmail.com